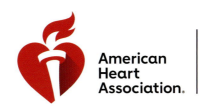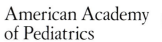

小児救急 評価・認識・病態安定化

プロバイダーマニュアル

© 2018 American Heart Association
日本にて発行：Global Speed 2-6-34, Takashima, Nishi-ku, Yokohama-shi, Kanagawa, 220-8515 Japan. 登録番号：0107-03-002847
ISBN：978-1-61669-631-3. 日本語版 15-2126JP. 印刷日付：8/24
オリジナルの英語版
Pediatric Emergency Assessment, Recognition, and Stabilization Provider Manual
© 2017 American Heart Association

謝辞

アメリカ心臓協会(American Heart Association, AHA)は、このマニュアルの開発に貢献された以下の方々に感謝いたします。Ricardo A. Samson, MD; Stephen M. Schexnayder, MD; Mary Fran Hazinski, RN, MSN; Reylon Meeks, RN, BSN, MS, MSN, EMT, PhD-C; Lynda J. Knight, MSN, RN, CPN; Allan de Caen, MD; Jonathan Duff, MD, MEd; Mary Ann McNeil, MA, NRP; Mary E. McBride, MD, MEd; Cindy Brownlee, BSN, RN; Jeffrey M. Berman, MD; Farhan Bhanji, MD, MSc(Ed); Kelly D. Kadlec, MD; Mark A. Terry, MPA, NREMT-P; Adam Cheng, MD; Aaron Donoghue, MD, MSCE; Claire R. Wells, AC-PNP; Catherine E. Rejrat, PharmD, BCPS, BCPPS; Susan Fuchs, MD; Holly Capasso-Harris, PhD; and the AHA PEARS Project Team.

日本語版：櫻井 淑男, 阿部 裕樹, 井手 健太郎, 伊藤 英介, 伊藤 友弥, 岡本 吉生, 関島 俊雄, 塚原 紘平, 西岡 正人, 長谷山 圭司, 松井 亨, 松永 綾子, 水野 圭一郎, 村田 祐二, 元野 憲作 and the AHA ECC International PEARS Project Team.

このテキストの最新情報や修正情報を入手するには、**www.international.heart.org** にアクセスし、このコースのページに移動して「更新(Updates)」ボタンをクリックしてください。

受講者用 Web サイトでこのコースを参照するには、**www.heart.org/eccstudent** を開き、コード「2180」を入力してください。

目次

パート1
コースの紹介   1

学習目標   1
BLS 習熟度テスト   1

コースの内容   2
BLS 習熟度テスト   2
人工呼吸スキルの演習   2
ケースディスカッション   3
心停止ケースシミュレーション   4
映像を用いた筆記試験   4

コース教材   5

コース修了の要件   9

科学技術に関する更新情報   10

パート2
乳児および小児に対するBLSおよびAEDの復習   13

概要   13
学習目標   13
小児の救命の連鎖   13

乳児および小児に対するBLS   14
1人のヘルスケアプロバイダーによる小児心停止例に対する
    BLS アルゴリズム—2015 年版   14
乳児および小児に対する1人法の BLS 手順   15
乳児／小児の胸骨圧迫   18
乳児／小児の人工呼吸   21
2 人以上のヘルスケアプロバイダーによる小児心停止例に対する
    BLS アルゴリズム—2015 年版   22
乳児および小児に対する2人法の BLS 手順   23

乳児および 8 歳未満の小児に対するAED   24

目次

パート 3
重症の疾患や外傷のある小児に対する体系的なアプローチの概要　　27

- 概要　　27
  - 学習目標　　27
  - コースの準備　　27
- 小児における体系的なアプローチアルゴリズム　　27
- 初期評価による致死的な状態の判定　　29
  - 反応がなく, 呼吸がないか死戦期呼吸のみの小児　　29
  - 反応があり呼吸している小児　　30

パート 4
初期評価と対応　　31

- 概要　　31
  - 学習目標　　31
  - コースの準備　　31
- 初期評価の開始　　32
  - 外見　　33
  - 呼吸仕事量　　34
  - 循環（皮膚色）　　34
  - 反応の有無　　35
- 小児に反応がなく, 呼吸停止または心停止の場合　　35
- 小児に反応がある場合　　37
  - 「評価－判定－介入」の手順　　37

パート 5
一次評価：気道, 呼吸, 循環, 神経学的評価, 全身観察（ABCDE）　　41

- 概要　　41
  - 学習目標　　41
  - コースの準備　　41
- 一次評価の概要　　42
- 一次評価：気道確保と人工呼吸　　42
  - 気道　　42
  - 呼吸　　44
- 呼吸器系の身体診察　　48

一次評価：循環，神経学的評価，全身観察	52
循環	52
神経学的評価	60
全身観察	62
致死的な状態に注意を払う	63
二次評価	64
診断的評価	64

パート6
呼吸器系緊急事態の判定　　65

はじめに	65
学習目標	65
呼吸器系緊急事態の判定	66
呼吸器系緊急事態における酸素化と換気の悪化	66
呼吸器系緊急事態のタイプの判定	68
上気道閉塞	68
下気道閉塞	69
肺組織疾患	70
呼吸調節の障害	70
呼吸器系緊急事態の重症度の判定	72

パート7
呼吸器系緊急事態の管理　　75

概要	75
学習目標	75
呼吸障害の管理	76
人工呼吸	76
呼吸障害の初期管理	76
上気道閉塞の管理	78
上気道閉塞の一般的な管理	78
上気道閉塞の原因に応じた特異的な処置介入	79
下気道閉塞の管理	81
下気道閉塞の一般的な管理	81
下気道閉塞の原因に応じた特異的な処置介入	82
肺組織疾患の管理	84
肺組織疾患の一般的な管理	84
肺組織疾患の原因に応じた特異的な処置介入	85
呼吸調節障害の管理	85
呼吸調節障害の一般的な管理	85
呼吸調節の障害の原因に応じた特異的な処置介入	86

リソース
呼吸器系緊急事態の管理に用いる器具と手技   **87**

噴霧器	87
定量噴霧型吸入器	89
酸素供給システム	91
バッグマスク換気	92
器具の選択および準備方法	92
バッグマスク器具の点検方法	94
小児の体位変換方法	94
バッグマスク換気の実施方法	96
効果的な換気の実施方法	97
胃膨満	98
吸引	99
口咽頭エアウェイ	100
酸素供給システムの種類	102
低流量酸素供給システム	103
高流量酸素供給システム	104
パルスオキシメータ	105

パート 8
呼吸ケースディスカッション   **109**

ビデオケースディスカッションおよびケースシナリオに関するリソース	109

パート 9
ショックの判定   **113**

はじめに	113
学習目標	113
ショックの定義	114
ショックの原因	114
タイプ別のショックの判定	115
循環血液量減少性ショック	115
血液分布異常性ショック	116
心原性ショック	119
閉塞性ショック	121
重症度別のショックの判定（血圧への影響）	121

パート 10
ショックによる緊急事態の管理　　125

概要	125
学習目標	125
ショックの管理の目標	125
ショックの初期管理	126
ショックに対する経静脈輸液療法	130
血糖値	132

リソース
循環器系緊急事態の管理に用いる器具と手技　　135

心電図モニター	135
輸液蘇生	136
身長別カラーコード化蘇生テープ	137
アドレナリン自己注射器	137

パート 11
ショックケースディスカッション　　139

ビデオケースディスカッションおよびケースシナリオに関するリソース	139

パート 12
チームダイナミクス　　143

効果的なチームダイナミクス	143
学習目標	143
チームのリーダーおよびメンバーの役割	143

パート 13
心停止の認識と管理　　151

概要	151
学習目標	151
心停止の定義	152
心停止の危険がある小児の判定	153
BLS（一次救命処置）	153
小児心停止例に対する BLS アルゴリズム	157
AED による除細動	159

パート 14
総まとめ　　　　　　　　　　　　　　　　　　　　　　　　　　　　161

　　　　ケースシナリオに関するリソース　　　　　　　　　　　161

付録　　　　　　　　　　　　　　　　　　　　　　　　　　　　　165

　　　　小児のバイタルサイン　　　　　　　　　　　　　　　　165
　　　　初期評価（第一印象）— 小児評価のトライアングル　168
　　　　一次評価　　　　　　　　　　　　　　　　　　　　　　169
　　　　小児における体系的なアプローチアルゴリズム　　　　　171
　　　　小児における体系的なアプローチの概要　　　　　　　　172
　　　　小児の呼吸器系緊急事態の管理フローチャート　　　　　174
　　　　小児のショック管理フローチャート　　　　　　　　　　175
　　　　PEARS 小児に対する CPR および AED スキルテストチェックリスト　176
　　　　PEARS 小児に対する CPR および AED
　　　　　　スキルテストの重要スキルの説明　　　　　　　　　177
　　　　PEARS 乳児に対する CPR スキルテストチェックリスト　178
　　　　PEARS 乳児に対する CPR スキルテストの重要スキルの説明　180
　　　　1 人のヘルスケアプロバイダーによる小児心停止例に対する
　　　　　　BLS アルゴリズム—2015 年版　　　　　　　　　181
　　　　2 人以上のヘルスケアプロバイダーによる小児心停止例に対する
　　　　　　BLS アルゴリズム—2015 年版　　　　　　　　　182

索引　　　　　　　　　　　　　　　　　　　　　　　　　　　　　183

life is why.®

アメリカ心臓協会（American Heart Association, AHA）は，人々に人生の貴重な瞬間をより多く体験してもらいたいと願っています。AHAが心臓と脳をより健康にすることをミッションとしているのはそのためです。また，皆様との誠実なパートナーシップを通じて，蘇生科学を実現するための卓越したトレーニングに取り組み続けている理由でもあります。絶え間なく続く共同作業と献身によってのみ，私たちは本当に変化をもたらし，生命を救うことができるのです。

世界から心臓病や脳卒中がなくなるまで，AHAは，誰もがより健康で長生きできるよう，皆様とともに努力を続けていきます。

私たちの行動の理由
life is why.

Life Is Why は人生を賛美するフレーズです。「なぜ私たちはみな，心臓と精神が健康でなければならないのか」という質問へのシンプルですが説得力のある答えです。これはまた，私たちの行動の理由を説明するものでもあります。生命を助けるという行動の理由を。来る日も，来る日も。

受講者マニュアル全体にわたって，このクラスであなたが学習することと **Life Is Why** および心血管治療の重要性を関連付ける情報が記載されています。**Life Is Why** アイコン（右側を参照）を探してください。そして，あなたが今日，学習したことはAHAのミッションに影響を及ぼすということを覚えていてください。

ぜひ，あなたの **Why** を発見し，他の人と分かち合ってください。自分はどのような瞬間，どのような人々，どのような経験のために生きているのか，自分自身に尋ねてみましょう。自分に喜び，驚き，幸福をもたらすものは何か？自分はなぜ，AHAのパートナーとして，生命を救おうとしているのか？心血管治療はなぜ，自分にとって重要なのか？このような質問への回答があなたの **Why** なのです。

指示事項

このページの裏は，AHAのミッションおよび **Life Is Why** キャンペーンへの参加申込書になっています。あなたの **Why** を説明する言葉で空欄を埋めて，このアクティビティを完成させてください。

あなたの "_____ Is Why" を愛する人たちと分かち合いましょう。その人たちにも **Why** を見つけてもらいましょう。

話題にしましょう。分かち合いましょう。投稿しましょう。経験しましょう。
#lifeiswhy   #CPRSavesLives

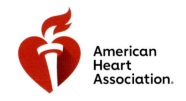

is why.

American Heart Association.

パート 1

コースの紹介

学習目標

PEARS（小児救急 評価・認識・病態安定化）コースへようこそ。このコースを修了した時点で、以下のことができるようになること。

- 『アメリカ心臓協会（AHA）心肺蘇生（CPR）と救急心血管治療（ECC）のためのガイドラインアップデート 2015（*2015 American Heart Association* (AHA) *Guidelines Update for Cardiopulmonary Resuscitation* (CPR) *and Emergency Cardiovascular Care* (ECC)）』にのっとった BLS（一次救命処置）を実施する
- 小児における体系的なアプローチによって重症の疾患や外傷のある小児を評価する
- 効果的なチームダイナミクスを応用する
- 心停止、呼吸障害、またはショックを伴う小児を含む、重症の疾患や外傷のある小児の初期の安定化を実施する

BLS 習熟度テスト

重篤な呼吸障害やショックをより早く判定すれば、重症の疾患や外傷のある小児の転帰がより良好になる可能性が高い。ひとたび小児が心停止をきたすと、理想的な蘇生努力を施しても一般的に良好な転帰は得られない。院外で心停止が生じた小児では、生存退院率はわずか 8 %程度である。院内で心停止が生じた場合の転帰は比較的良好であるものの、やはり生存退院率は約 43 %にとどまる。

判定と介入

あなたの時期を得た介入が小児の命を救うかもしれない。もし呼吸障害やショックを認識して直ちに介入したなら、呼吸停止や心停止へ進行するのを阻止できるかもしれない。

パート 1

コースの内容

PEARS プロバイダーコースの目標を達成できるように、以下の項目を設けている。

- BLS 習熟度テスト
- 人工呼吸スキルの演習
- ケースディスカッション
- 心停止ケースシミュレーション
- 映像を用いた試験

BLS 習熟度テスト

求められる内容

AHA PEARS プロバイダーコース修了カードを受け取るためには、2 種類の BLS スキルテストに合格しなければならない。

BLS スキルテストの要件
• 小児に対する CPR および AED のスキルテストに合格する
• 乳児に対する CPR スキルテストに合格する

準備の方法

PEARS プロバイダーコースでは、基本的な CPR の実施方法や自動体外式除細動器（automated external defibrillator, AED）の使用方法を詳しく指導しないため、受講者は、これらの事項を事前に理解しておく必要がある。必要に応じて、BLS コースの受講も検討する。

『PEARS プロバイダーマニュアル』の以下の資料を復習し、BLS スキルテストを受ける準備をしておく。

資料	参照
BLS スキルテストチェックリスト	「付録：BLS 習熟度テスト」
BLS プロバイダーによる質の高い CPR 要素のまとめ	「パート 13：心停止の認識と管理」
1 人のヘルスケアプロバイダーによる小児心停止例に対する BLS アルゴリズム—2015 年版	「パート 13：心停止の認識と管理」
2 人以上のヘルスケアプロバイダーによる小児心停止例に対する BLS アルゴリズム—2015 年版	「パート 13：心停止の認識と管理」

人工呼吸スキルの演習

求められる内容

人工呼吸のスキルは PEARS プロバイダーに必須である。バッグマスク器具を用いて効果的な人工呼吸を行えなければならない。口咽頭エアウェイをいつ、どのように用いるかも知っている必要がある。コース中、バッグマスク器具での換気を行う機会がある。

コースの紹介

準備の方法

『PEARS プロバイダーマニュアル』の以下の項目を復習し，バッグマスク器具を用いた人工呼吸や口咽頭エアウェイについて詳しく学習しておく。

項目	参照
人工呼吸（バッグマスク換気）	「パート 7：呼吸器系緊急事態の管理」の「人工呼吸」の項
バッグマスク換気 口咽頭エアウェイ 酸素供給システム	「パート 7：呼吸器系緊急事態の管理」の後にある「呼吸器系緊急事態の管理に用いる器具と手技」

ケースディスカッション

求められる内容

PEARS プロバイダーコース中，重症の疾患や外傷のある小児の症例の映像を見る。その後インストラクターは各症例で，グループでの話し合いを通して「評価－判定－介入」の流れを行うので，各受講生は積極的に参加する。

準備の方法

PEARS プロバイダーコースでは，重症の疾患や外傷のある小児を看護する上での体系的アプローチを学習することを重視している。『PEARS プロバイダーマニュアル』全体を熟読し，必要な考え方を理解する必要がある。主な項目は以下のようなものがある。

資料	参照
小児における体系的なアプローチアルゴリズム	・「パート 3：重症の疾患や外傷のある小児に対する体系的なアプローチの概要」 ・PEARS ポケットリファレンスカード
小児における体系的なアプローチの概要 小児の呼吸器系緊急事態の管理フローチャート 小児のショック管理フローチャート 小児のバイタルサイン	・付録 ・PEARS ポケットリファレンスカード
呼吸ケースのディスカッションフォーム	・「パート 8：呼吸ケースディスカッション」
ショックケースのディスカッションフォーム	・「パート 11：ショックケースディスカッション」
総まとめのディスカッションフォーム	・「パート 14：総まとめ」

パート 1

心停止ケースシミュレーション

求められる内容　PEARS プロバイダーコース中に，受講生は 2 つの心停止ケースシミュレーションにチームメンバーとして参加する。質の高い CPR を実施し，インストラクターに指示された他の役割を果たすことを期待される。インストラクターがチームリーダーとなり，受講生は効果的なチーム力学の 8 つの要素として概説されるように良好なコミュニケーションスキルを示す必要がある。

準備の方法　『PEARS プロバイダーマニュアル』の以下の項目を復習し，心停止のケースシミュレーションにチームメンバーとして参加する準備をする。

項目	参照
チームの役割と責任	「パート 12：チームダイナミクス」
効果的なチームダイナミクスの 8 つの要素	「パート 12：チームダイナミクス」
心停止の管理	「パート 13：心停止の認識と管理」

映像を用いた筆記試験

求められる内容　試験は映像を用いて行われる。試験の質問が書かれた印刷物を受け取る。重症の疾患や外傷のある小児の映像を見る。映像にはバイタルサインが含まれる場合がある。インストラクターがケースに関する追加情報を提供することもある。受講者は，映像に関する試験問題を読み，回答を書く。1 つの映像につき複数の試験問題がある。PEARS ポケットリファレンスカードを使用することができる。『PEARS プロバイダーマニュアル』および臨床現場で利用可能な他の資料を使用してもよいが，ケースについて他の受講者と話し合うことはできない。

準備の方法

受講前

『PEARS プロバイダーマニュアル』を読んで学習しておく。PEARS ポケットリファレンスカードを確認し，例えば「呼吸器系緊急事態の判定」や「小児の呼吸器系緊急事態の管理フローチャート」など参考となる資料をよく理解する。PEARS ポケットリファレンスカードの詳細については，本パートで後述する「コース教材」の項を参照のこと。

受講中

インストラクターが指導するケースディスカッションに積極的に参加して試験の準備をする。各ケースディスカッションではマニュアル中の適切なディスカッションフォームをガイドとして用い,系統的アプローチを学習する。

資料	参照
呼吸ケースのディスカッションフォーム	「パート 8:呼吸ケースディスカッション」
ショックケースのディスカッションフォーム	「パート 11:ショックケースディスカッション」
総まとめのディスカッションフォーム	「パート 14:総まとめ」

コース教材

PEARS プロバイダーコースで用いる教材には以下のものが含まれる。

- PEARS プロバイダーマニュアル
- PEARS ポケットリファレンスカード

PEARS プロバイダーマニュアル

『PEARS プロバイダーマニュアル』には,コースの受講前後,および受講時に使用する教材が含まれている。

マニュアルを使うタイミング	方法
コースの開講前	コースに参加し,映像を用いた試験に合格するために必要な十分な知識を身につけるためにマニュアルを通読する。本パートに後述する「知るべきことがら」を参照する。
コースの進行中	以下において参考として使用する。 • 人工呼吸スキルの演習 • 器具の説明や実演 • 映像ケースディスカッション • ケースシナリオのシミュレーション実習
コース後	復習のため,確認のため,主要な概念の徹底のため,必要に応じて,特定の項を参照する。

このマニュアルには本コースを効率的に受講するために知っておくべき重要情報が記載されているため,本コースの受講前に読んで学習しておくこと。受講時には必ず『PEARS プロバイダーマニュアル』を持参すること。

パート 1

PEARS ポケットリファレンスカード

PEARS ポケットリファレンスカードは学習に役に立ち, 以下の資料を含む。

- 小児のバイタルサイン
- 小児における体系的なアプローチの概要
- 小児における体系的なアプローチアルゴリズム
- 呼吸器系緊急事態の判定
- 小児の呼吸器系緊急事態の管理フローチャート
- 循環緊急事態に対する判定(ショック)
- 小児のショック管理フローチャート
- 1 人のヘルスケアプロバイダーによる小児心停止例に対する BLS アルゴリズム—2015 年版

「小児における体系的なアプローチの概要」を見つけておき,『PEARS プロバイダーマニュアル』を読みながら参照する。受講時には必ず PEARS ポケットリファレンスカードを持参すること。ケースディスカッションや映像を用いた試験の際に参照する。

知るべきことがら

PEARS プロバイダーコースでは重症の疾患や外傷のある小児(または乳児)をケアする上での体系的アプローチに重点を置いている。このアプローチは以下のことがらの助けになる。

- 小児の状態について情報を収集して, 小児を評価する
- 呼吸器系緊急事態, 循環器系緊急事態, あるいはその両方を判定する
- 上記緊急事態を治療するため, 救命処置で介入する

この「評価-判定-介入」のアプローチは本マニュアルの「パート 4:初期評価と対応」で詳述されており, PEARS ポケットリファレンスカードにも掲載されている。本アプローチの要素を理解し, その知識をケースディスカッションで使えるようにしておく。コース修了時の映像を用いた試験に合格することで, 体系的アプローチを理解していることを実証する。

準備の方法

コースに備えてマニュアルを熟読する。このマニュアルの内容は, 次のパートに分かれている。

	パート	学習内容
1	コースの紹介	• コースに参加し, 映像を用いた試験に合格するための準備方法
2	乳児および小児に対する BLS および AED の復習	• 乳児および小児に対する BLS, ならびに乳児および 8 歳未満の小児に対する AED の使用の復習
3	重症の疾患や外傷のある小児に対する体系的なアプローチの概要	• 小児における体系的なアプローチアルゴリズムの概説
4	初期評価と対応	• 初期評価および小児評価のトライアングルに関する詳細 • 反応のない小児への対応(小児における体系的なアプローチアルゴリズムの左側)と反応のある小児への対応(小児における体系的なアプローチアルゴリズムの右側)

(続く)

コースの紹介

(続き)

	パート	学習内容
5	一次評価：気道, 呼吸, 循環, 神経学的評価, 全身観察（ABCDE）	・一次評価の ABCDE の各要素
6	呼吸器系緊急事態の判定	・4 つのタイプの呼吸器系緊急事態の判定方法
7	呼吸器系緊急事態の管理	・呼吸器系緊急事態を示す小児に対する初期介入 ・緊急事態の判定に基づく具体的な介入
8	呼吸ケースディスカッション	・インストラクターが指導する, 呼吸器系緊急事態を示す小児への体系的アプローチについてのグループディスカッション用のディスカッションフォーム
9	ショックの判定	・循環血液量減少性ショックおよび血液分布異常性ショックの判定方法
10	ショックによる緊急事態の管理	・ショック状態にある小児に対する初期介入
11	ショックケースディスカッション	・インストラクターが指導する, ショック状態にある小児への体系的アプローチについてのグループディスカッション用のディスカッションフォーム
12	チームダイナミクス	・効果的なチームダイナミクスの 8 つの要素 ・チームの役割および責任の要約
13	心停止の認識と管理	・心停止の徴候 ・BLS
14	総まとめ	・インストラクターが指導する, 環器系緊急事態を示す小児への体系的アプローチについてのグループディスカッション用のディスカッションフォーム

(続く)

（続き）

パート	学習内容
付録	• 受講前後，および受講時に役立つ情報： – 小児のバイタルサイン – 初期評価 — 小児評価のトライアングル – 一次評価 – 小児における体系的なアプローチアルゴリズム – 小児における体系的なアプローチの概要 – 小児の呼吸器系緊急事態の管理フローチャート – 小児のショック管理フローチャート – 小児に対する CPR および AED スキルテストチェックリスト，スキルテストの重要スキルの説明 – 乳児に対する CPR スキルテストチェックリスト，スキルテストの重要スキルの説明 – 1 人のヘルスケアプロバイダーによる小児心停止例に対する BLS アルゴリズム—2015 年版 – 2 人以上のヘルスケアプロバイダーによる小児心停止例に対する BLS アルゴリズム—2015 年版

本『PEARS プロバイダーマニュアル』では，情報の内容に応じて以下のようにボックスを使い分けている。

ボックスのタイプ	内容
基本事項	**基本事項**ボックスには，コースで扱う各項目の理解に役立つ基本情報が表示されている。
判定と介入	**判定と介入**ボックスには，重要な評価またはただちに実施すべき救命処置に関する情報が表示されている。
詳細と高度な情報	**詳細と高度な情報**ボックスは，より詳細で高度な情報を示す。
注意	**注意**ボックスは，潜在的な問題またはリスクについて注意を促す。
Life Is Why	**Life Is Why®** ボックスでは，このコースを受講することの重要性が説明されている。

受講時には必ず本マニュアルを持参すること。

コース修了の要件

PEARS プロバイダーコースを修了し，コース修了カードを取得するための要件は，以下のとおりである。

- ケースディスカッションに積極的に参加する
- 人工呼吸のスキルステーションと心停止のケースシミュレーションに積極的に参加する
- 以下のスキルテストに合格する
  – 小児に対する CPR および AED
  – 乳児に対する CPR
- 映像を用いた試験に 84 % 以上の正解率で合格する

パート 1

科学技術に関する更新情報

PEARS プロバイダーコースは，『AHA 心肺蘇生と救急心血管治療のためのガイドラインアップデート 2015（*2015 AHA Guidelines Update for CPR and ECC*）』の勧告を取り入れて更新されている。数年ごとに，世界中の何百人もの蘇生の研究者や専門家が何千もの科学論文を評価し，議論し，熟考した上で，評価したエビデンスに基づく最良の治療について合意に至った勧告がガイドラインの基礎になっている。

『AHA 心肺蘇生と救急心血管治療のためのガイドラインアップデート 2015（*2015 AHA Guidelines Update for CPR and ECC*）』は，これまでに発表された，蘇生処置に関する文献の大規模な確認に基づいている。勧告には新しいものもあれば，従来の勧告を修正したものもある。以下のリストは，小児の一次救命処置および二次救命処置に関する主要な勧告を取り上げたものである。

『AHA ガイドライン 2015』での大きな変更

『AHA ガイドライン 2015』での大きな変更は以下のとおりである。

- C-A-B 手順の再確認：救助者が 1 人の場合は 30：2，救助者が 2 人の場合は 15：2 の胸骨圧迫と人工呼吸の比率で，胸骨圧迫から CPR を開始することは妥当である。C-A-B 手順および胸骨圧迫と人工呼吸の比率は，成人の BLS の勧告にのっとっている。
- CPR において，乳児および小児の場合は胸郭の前後径の 3 分の 1 以上の深さで胸骨圧迫を行う必要がある。これは乳児で約 4 cm，小児で 5 cm に相当する。小児が思春期を迎えている場合，圧迫の深さとしては成人向けの 5 cm 以上が推奨されるが，6 cm を超えないようにする。
- 胸骨圧迫は 100〜120 回/分のテンポで実施する必要がある。このテンポは成人の BLS 勧告とも一致する。
- 小児心停止の傷病者には従来の CPR（胸骨圧迫と換気）を実施する必要がある。救助者が人工呼吸を実施したくない，または実施できない場合，心停止の乳児または小児に対して胸骨圧迫のみの CPR を実施することを推奨している。
- 特定の状況では，高熱を発症している小児患者を治療する場合に，投与量を制限した等張晶質液の使用は，生存率の改善につながる。これは，積極的な輸液蘇生をルーチンで実施することが有益であるという従来の考え方とは対照的である。
- 院外心停止後に自己心拍再開（ROSC）した昏睡状態の小児を治療する場合は，発熱を防ぐ必要がある。院外心停止を発症した小児の低体温療法について実施した大規模な無作為化試験では，一定期間にわたり中等度の低体温療法（体温を 32 ℃〜34 ℃に維持）を実施した場合と，正常体温を厳格に管理した場合（体温を 36 ℃〜37.5 ℃に維持）では，転帰に違いは示されなかった。
- 自己心拍再開後は，酸素正常状態を目標としなければならない。必要な器材が揃っている場合は，酸素飽和度が 94 ％から 99 ％の範囲に収まるように酸素投与量を減らす必要がある。低酸素血症は厳密に防がなければならない。理想的には，個々の患者の状態に応じて適切な値になるように酸素量を調整する。同様に，自己心拍再開後は小児の $Paco_2$ について，各患者の状態に対して適切な濃度を目標として設定する必要がある。重度の高炭酸ガス血症または低炭酸ガス血症を引き起こす状況は避けなければならない。

これらの変更によってより多くの生命が救われることが望まれる。

質の高い CPR の重要性の強調

質の高い CPR は基本であり，効果的な BLS なくして大部分の二次救命処置は失敗に終わる。

心停止時，質の高い CPR は脳や重要な臓器への血流を保つために重要である。圧迫は血流を生み出す。圧迫を中断するたびに，血流は大幅に低下する。胸骨圧迫を再開した場合，血流が中断前のレベルに回復するまでに数回の胸骨圧迫が必要である。

質の高い CPR には以下の要素が重要である。

速い圧迫	• 乳児，小児，青年の場合は，1 分あたり 100 回から 120 回の速さで圧迫する。
強い圧迫	• 十分な力で胸郭の厚さの少なくとも 1/3 圧迫する。これは乳児で約 4 cm，小児で 5 cm に相当する。 • 小児が思春期を迎えている場合，平均的な成人の体格を持つ青年については圧迫の深さとして成人向けの 5 cm 以上，6 cm 以下が推奨される。
胸郭を完全に元に戻す	• 胸骨圧迫を行うたび胸郭が完全に元に戻るまで待つ。これにより，心臓に血液を再充満させる。
中断を最小限に抑える	• 胸骨圧迫の中断は 10 秒以内にするか，処置（例：除細動）が必要なときのみとする。原則的には，胸骨圧迫の中断は，人工呼吸を行うとき（高度な気道確保器具が挿入されるまで），心リズムのチェック，除細動を行うときのみとする。 • 高度な気道確保器具が挿入されたら，人工呼吸のために中断することなく持続的に胸骨圧迫を行う。
過換気を避ける	• 1 回の人工呼吸には少なくとも 1 秒かける。人工呼吸を行うたびに胸郭の上昇を確認する。 • 高度な気道確保器具が用意されていない場合，救助者が 1 人の場合は胸骨圧迫 30 回と人工呼吸 2 回のサイクルを実施し，救助者が 2 人以上の場合は胸骨圧迫 15 回と人工呼吸 2 回のサイクルを実施する。 • 高度な気道確保器具を装着したら，継続的な胸骨圧迫をしながら 10 回/分（6 秒ごとに 1 回の呼吸）の割合で人工呼吸を行う。過換気は避けるように注意すること。

Life Is Why

High-Quality CPR（質の高い CPR）Is Why

心停止からの生存には，早期の認識および CPR が重要である。質の高い CPR を習得することで，患者転帰を改善し，より多くの生命を救う能力を身に付けることができる。

パート 1

輸液蘇生

ショックの迅速な判定と介入は，小児の蘇生では非常に重要な要素である。ショックの治療において常に要となるのは等張晶質液（生理食塩液または乳酸リンゲル液）を早期に急速投与することであるが，救命医療リソース（機械的換気や変力作用薬など）へのアクセスが限られた環境では，高熱を発症している小児に対する静脈内ボーラス投与は細心の注意を払って実施する必要がある。治療には，輸液療法の実施前，実施中，実施後に頻繁に行う臨床評価に基づいた，患者一人ひとりに合わせた計画も必要である。特に他の救命医療設備が用意されていないリソースが限られた環境では，高熱を発症している患者に過剰な輸液ボーラス投与を実施すると合併症の原因となる可能性があることが研究で示されている。

目標体温管理

- 心停止を起こした後で昏睡状態になっている小児については，体温を継続的にモニタリングし，最初の数日間は発熱を積極的に治療する必要がある。
- 院外心停止から蘇生した昏睡状態の小児については，5日間にわたり正常体温（36 ℃〜37.5 ℃）を維持するか，最初の2日間は連続して低体温（32 ℃〜34 ℃）を維持し，その後は3日間にわたり正常体温を維持するのが妥当である。院内心停止後も昏睡状態の小児については，正常体温よりも低体温を推奨できるだけの十分なデータが揃っていない。
- 多施設での前向き研究では，低体温療法を受けた患者と正常体温を維持した患者の間には，1年後の機能的転帰について違いが見られないことが示されている。

心拍再開後の血圧

小児の自己心拍再開を達成したら，年齢相応の5パーセンタイルを超える収縮期血圧を確保するために，変力作用薬と血管収縮薬の使用が推奨される。収縮期血圧に対する5パーセンタイルを特定するには，70 mm Hg ＋（年齢×2）という式を使用する（「パート 5：一次評価：気道，呼吸，循環，神経学的評価，全身観察（ABCDE）」の表 6「収縮期血圧と年齢による低血圧の定義」を参照）。

この閾値を上回る収縮期血圧を維持するため，高度な医療機関では動脈内血圧モニタリングを使用して継続的に血圧を評価し，低血圧を判定および治療する必要がある。最近の研究では，自己心拍再開後に低血圧状態になった小児は，生存率および神経学的転帰が悪化することが示されているため，血圧のモニタリングと治療における警戒は重要である。

パート 2

乳児および小児に対する BLS および AED の復習

概要

このパートでは乳児および小児に対する BLS について説明し、乳児および 8 歳未満の小児に対する AED の使用について考察する。

BLS では、以下のように年齢を定義する。

- 「乳児」とは、1 歳未満を指す（新生児を除く）。
- 「小児」とは、1 歳から思春期までを指す。思春期の徴候としては、男子の場合は胸毛または腋毛、女子の場合は乳房発育を挙げることができる。

学習目標

このパートの終了時に、以下のことができるようになること。

- 『AHA 心肺蘇生と救急心血管治療のためのガイドラインアップデート 2015（*2015 AHA Guidelines Update for CPR and ECC*）』に沿って BLS を実施する

小児の救命の連鎖

成人の心停止は突然発生し、心原性であることが多い。一方、小児の心停止は呼吸不全およびショックに続発して起こることが多い。小児の心停止の可能性を低下させ、生存と回復の可能性を最大限にするためには、呼吸不全やショックを示している小児を特定することが不可欠である。したがって、小児の救命の連鎖には予防という鎖が加わる（図 1）。

- 心停止の予防
- バイスタンダーによる早期の質の高い CPR
- 救急対応システムへの迅速な出動要請
- 効果的な二次救命処置（迅速な安定化、および心拍再開後の治療を施すための搬送を含む）
- 心拍再開後の治療の統合

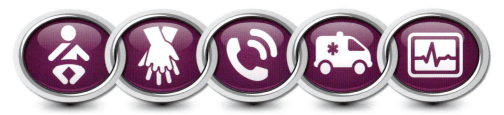

図 1. AHA の小児の救命の連鎖

乳児および小児に対する BLS

1 人のヘルスケアプロバイダーによる小児心停止例に対する BLS アルゴリズム—2015 年版

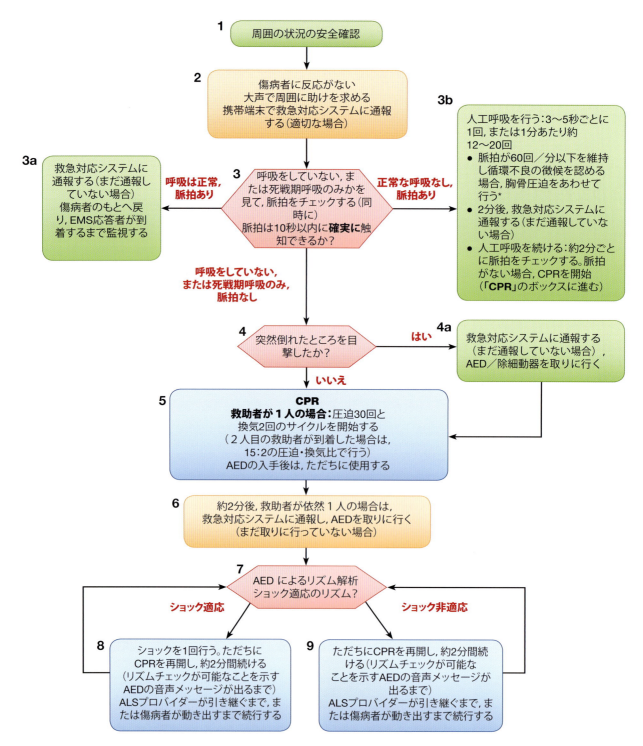

図 2. 1 人のヘルスケアプロバイダーによる小児心停止例に対する BLS アルゴリズム

乳児および小児に対するBLSおよびAEDの復習

Life Is Why

アメリカ心臓協会（American Heart Association, AHA）は，人々に人生の貴重な瞬間をより多く体験してもらいたいと願っている。このコースで学習する内容は，誰もがより健康で長生きできる環境の構築に役立つ。

乳児および小児に対する1人法のBLS手順

はじめに

救助者が1人で反応のない乳児または小児に遭遇した場合は，「1人のヘルスケアプロバイダーによる小児心停止例に対するBLSアルゴリズム」に示す手順（図2）に従う。

周囲の安全の確認，反応の有無のチェック，応援を呼ぶ（アルゴリズムボックスの1, 2）

反応のない乳児または小児のもとに到着した最初の救助者は，以下の手順を迅速に実施する必要がある。

手順	行動
1	救助者および傷病者にとって現場が安全であることを確認する。救助者まで犠牲になってはならない。
2	反応の有無をチェックする。小児の肩または乳児のかかとを軽くたたき，大きな声で「大丈夫?」と尋ねる。
3	傷病者に反応がない場合は，大声で近くの人に助けを求める。携帯電話から救急対応システムに出動を要請する（可能な場合）。

呼吸と脈拍の評価（ボックス3）

次に，呼吸と脈拍が正常かどうか乳児または小児を評価する。これは，適切な次の処置を判断するのに役立つ。

CPR開始までの遅延時間を最小限に抑えるため，呼吸の評価は脈拍のチェックと同時に実施してもかまわない。この作業には10秒以上かけてはならない。

呼吸

呼吸をチェックするには，傷病者の胸郭の上下を10秒以内に確認する。

- 傷病者に呼吸がある場合は，さらに支援が到着するまで傷病者をモニタリングする。
- 傷病者に呼吸がないか死戦期呼吸のみの場合，その傷病者は呼吸停止または（脈拍を触知できない場合は）心停止を起こしている（死戦期呼吸は正常な呼吸とはみなされず，心停止の徴候である）。

脈拍のチェック

- 乳児：乳児の脈拍チェックを行うには，上腕動脈の拍動を触知する（図3A）。
- 小児：小児の脈拍チェックを行うには，頸動脈か大腿動脈の脈拍を触知する（図3Bおよび C）。

傷病者の脈拍の有無を判断することは困難な場合があり，乳児または小児の場合は特に顕著である。そのため，10秒以内に明確な脈拍を触知できない場合は，胸骨圧迫からCPRを開始する。

パート 2

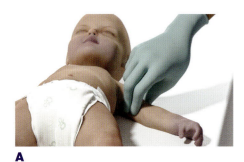
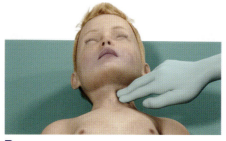
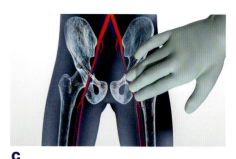

A **B** **C**

図 3. 脈拍チェック乳児の脈拍チェックを行うには，上腕動脈の拍動を触知する（**A**）。小児の脈拍チェックを行うには，頸動脈（**B**）または大腿動脈（**C**）の脈拍を触知する。

乳児：上腕動脈脈拍の位置を確認する

乳児の脈拍チェックを行うには，上腕動脈の拍動を触知する。以下の手順に従って上腕動脈の位置を確認し，脈拍を触知する。10 秒以内に明確な脈拍を触知できない場合は，胸骨圧迫から質の高い CPR を開始する。

手順	行動
1	乳児の肘と肩の中間の上腕内側に指を 2〜3 本置く。
2	次に指を押し付けて，「5 秒以上 10 秒以内」で脈拍を触知する（図 3A）。

小児：大腿動脈脈拍の位置を確認する

小児の脈拍チェックを行うには，頸動脈か大腿動脈の脈拍を触知する。10 秒以内に明確な脈拍を触知できない場合は，胸骨圧迫から質の高い CPR を開始する。

以下の手順に従って，大腿動脈の拍動の位置を確認する。

手順	行動
1	大腿部内側の寛骨と恥骨の中間の，脚と体幹部の接合部のしわからやや下の位置に 2 本の指をあてる（図 3C）。
2	「5 秒以上 10 秒以内」で脈拍を触知する。明確な脈拍を触知できない場合は，胸骨圧迫から質の高い CPR を開始する。

次の処置を判断する（ボックス 3a および 3b）

正常な呼吸および脈拍の有無に基づき，次の処置を判断する。

状況	処置
傷病者が正常に呼吸していて，脈拍がある場合	傷病者をモニタリングする。
傷病者は正常に呼吸していないが，脈拍はある場合	人工呼吸を実施する（パート 7 の「人工呼吸」を参照）。 • 脈拍が 60 回/分以下で，循環不良の徴候が見られる場合は胸骨圧迫を加える（このパートの後半に掲載されている基本事項ボックス「循環不良の徴候」を参照）。

（続く）

	(続き)	
		- 救急対応システムに出動を要請したことを確認する。 - 人工呼吸を続行し，約 2 分ごとに脈拍をチェックする。脈拍を触知できない場合，または心拍数が 60 回/分未満で循環不良の徴候が見られる場合は，質の高い CPR を実施できるよう準備を整えること。
	傷病者が正常な呼吸をしていない，または死戦期呼吸のみで，脈拍がない場合	救助者が 1 人で心停止が突然発生し，目撃した場合： - 傷病者から離れ，その場で救急対応システムに出動を要請する。例えば，自分の電話で 119 番通報する，コードチームを要請する，または ALS に通知する。 - AED および救急治療用器材を取りに行く。誰か救助者がいる場合は，その人に AED/除細動器や緊急用装置の入手を依頼する。 救助者が 1 人で，心停止が突然発生したものではなく，目撃していない場合： - 次の手順まで続ける。2 分間の質の高い CPR を開始する。
突然倒れたのか？（ボックス 4, 4a）	傷病者が呼吸をしていない場合，または死戦期呼吸のみで脈拍がない場合で，突然倒れたところを目撃した場合は，（すでに携帯電話で通報している場合を除いて）傷病者を残して救急対応システムに出動を要請し，AED を取りに行く。他の人が駆け付けてくれた場合は，その人に救急対応システムへの出動要請（まだ行っていない場合）を依頼して AED を取りに行ってもらい，自分は小児のもとを離れずに CPR を開始する。	
胸骨圧迫から質の高い CPR を開始する（ボックス 5, 6）	傷病者が正常に呼吸していない場合，または死戦期呼吸のみで脈拍がない場合は，胸骨圧迫から質の高い CPR を開始する（詳細については，「パート 4：初期評価と対応」を参照）。圧迫に適した手または指の位置を特定できるように，傷病者の胸部を覆っている衣服を取り除く，またははだける。これにより，AED が到着したら AED パッドを貼り付けることもできるようになる。 救助者 1 人の場合は，以下の圧迫法を使用する（詳細については，このパートで後ほど説明する「乳児／小児の胸骨圧迫」を参照）。 - 乳児：2 本指による胸骨圧迫 - 小児：片手または両手による胸骨圧迫（十分な深さの圧迫を実施するのに必要なほうを選択） CPR を約 2 分間実施した後も他の救助者が現れず，救急対応システムに出動を要請できない場合（携帯電話を持っていない場合）は，傷病者を残して救急対応システムに通報し，AED を取りに行く。AED が使用可能になったらすぐに使用する。	
AED を使用して除細動を試みる（ボックス 7, 8, 9）	AED が使用可能になったらすぐに使用し，AED の指示に従う。	
質の高い CPR の再開（ボックス 8, 9）	電気ショックの実施後，または電気ショックが不要であると示された場合は，胸骨圧迫から質の高い CPR をただちに再開する。二次救命処置のプロバイダーに引き継ぐまで，または小児が呼吸を開始する，動くなどの反応を示すようになるまでは，CPR の実施を継続して AED の指示に従うこと。	

基本事項	**循環不良の徴候** 以下の項目を評価して,循環不良の徴候を特定する。 - **体温**:四肢の冷感 - **意識障害**:意識／反応が継続して低下している - **脈拍**:脈拍が弱い - **皮膚**:蒼白,まだら模様(斑状の外見),その後チアノーゼを発症(蒼白になる)

乳児／小児の胸骨圧迫

圧迫のテンポおよび胸骨圧迫と人工呼吸の比率

心停止を起こしたすべての傷病者に共通の圧迫テンポは,100〜120回/分である。また,救助者が1人の場合の胸骨圧迫と人工呼吸の比率は,成人,小児,乳児で共通(30:2)している

乳児または小児の蘇生処置を2人の救助者で実施する場合は,15:2という胸骨圧迫と人工呼吸の比率を使用する。

胸骨圧迫の方法

小児には,片手または両手を使用して胸骨圧迫を行える。ほとんどの小児では,成人と同じ圧迫方法,つまり両手を使う方法(片方の手のひらの付け根を置き,もう一方の手をその上に置く)を使用できる。体格が非常に小さな小児の場合は,片手で圧迫したほうが目的の圧迫の深さを実現するのに適している。胸骨は,少なくとも胸部の前後方向(AP)の長さの3分の1(約5 cm)の深さで毎回圧迫すること。

1人の救助者で乳児に実施する場合は,2本の指による圧迫法を使用する必要がある。救助者が複数名の場合は,胸郭包み込み両母指圧迫法が推奨される。これらの圧迫方法については,このあと説明する。

乳児(救助者が1人):2本指による圧迫法

以下の手順に従って,乳児に対して2本の指を使用した胸骨圧迫を行う。

手順	行動
1	乳児を固く平らな表面に寝かせる。
2	乳児の胸部中央,乳頭間線のすぐ下,胸骨の下半分に2本の指を置く。胸骨の下端を押してはならない(図4)。
3	100〜120回／分のテンポで圧迫する。
4	乳児胸部の前後方向(AP)の長さの少なくとも3分の1(約4 cm)の深さまで圧迫する。
5	圧迫が終わるたびに,必ず胸郭が完全に元に戻る(再び広がる)まで待つ。胸部を押したままにしないこと。胸骨圧迫と胸郭の戻り／弛緩の時間はほぼ等しくする必要がある。また胸骨圧迫の中断(人工呼吸を実施する場合など)は,最小限(10秒未満)に抑えること。

(続く)

乳児および小児に対する BLS および AED の復習

(続き)

6	胸骨圧迫を 30 回行うごとに，頭部後屈―あご先挙上法を用いて気道を確保し，人工呼吸を 2 回行う。人工呼吸には，それぞれ 1 秒かけること。1 回の人工呼吸ごとに，胸が上がらなければならない。
7	CPR を約 5 サイクル，または 2 分間実施した後も他の救助者が現れず，まだ救急対応システムに出動を要請していない場合は，乳児を残して（または乳児を抱えて）救急対応システムに通報し，AED を取りに行く。
8	胸骨圧迫と人工呼吸を 30：2 の割合で続け，AED が使用可能になったらすぐに使用する。高度医療従事者に引き継ぐまで，または乳児が呼吸を開始する，動くなどの反応を示すようになるまでは，CPR を継続すること。

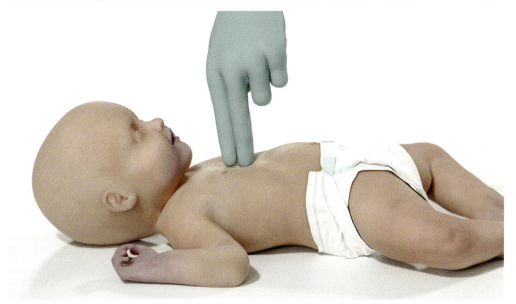

図 4. 乳児に対する 2 本指による胸骨圧迫法

基本事項

胸郭の戻り

胸郭が戻ることにより，血液が心臓に流れ込む。胸郭の戻りが不完全であると，胸骨圧迫ごとの心臓への流入血液量が減り，胸骨圧迫によりもたらされる血流が減少する。

乳児：胸郭包み込み両母指圧迫法

胸郭包み込み両母指圧迫法は，血流が改善されるため，救助者が 2 人いる場合に推奨される胸骨圧迫の方法である。

以下の手順に従って，乳児に対して胸郭包み込み両母指圧迫法を使用した胸骨圧迫を行う。

手順	行動
1	乳児を固く平らな表面に寝かせる。
2	両方の親指を並べて乳児の胸骨の下半分の中央に置く。ごく小さな乳児の場合，親指は重なってもよい。乳児の胸郭を包み込み，両手の指で乳児の背中を支える。
3	両手で胸郭を包み込むようにし，両方の親指を使用して，胸骨（図 5）を 100〜120 回/分のテンポで押し込む。
4	乳児胸部の前後方向（AP）の長さの少なくとも 3 分の 1（約4 cm）の深さまで圧迫する。
5	圧迫が終わるたびに，胸骨と胸郭にかかった圧力を完全に解放し，胸郭を完全に元に戻す。
6	胸骨圧迫を 15 回行うたびに短い休止を挟み，その間に 2 人目の救助者は頭部後屈－あご先挙上法により気道を確保し，人工呼吸を 2 回行う。人工呼吸には，それぞれ 1 秒以上かけること。1 回の人工呼吸ごとに，胸が上がらなければならない。また胸骨圧迫の中断（人工呼吸を実施する場合など）は，最小限（10 秒未満）に抑えること。
7	胸骨圧迫と人工呼吸を 15：2 の割合で続ける（2 人の救助者の場合）。胸骨圧迫を実施する救助者は，約 5 サイクルまたは 2 分ごとにもう 1 人の救助者と役割を交代する必要がある。これにより疲労を防ぎ，胸骨圧迫の効果が維持されるようにする。AED が到着するまで，高度医療従事者に引き継ぐまで，または乳児が呼吸を開始する，動くなどの反応を示すようになるまでは，CPR を継続すること。

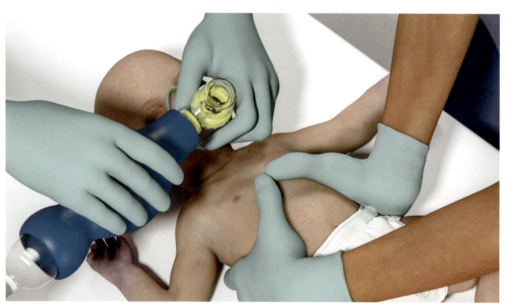

図 5. 乳児に対する胸郭包み込み両母指圧迫法（救助者 2 人の場合）

乳児および小児に対する BLS および AED の復習

詳細と高度な情報

胸郭包み込み両母指圧迫法

CPR を 2 人の救助者で行う場合は，胸郭包込み両母指圧迫法が推奨される。この方法は，以下の理由から 2 本の指による圧迫法よりも望ましい。

- 心筋への血液供給が向上する
- 胸骨圧迫の深さと力を一定に保つのに役立つ
- 高い血圧が生み出される

基本事項

成人と小児および乳児における圧迫の深さの対比

- **成人および青年期：** ≧5 cm
- **小児：** 少なくとも胸部の前後方向（AP）の長さの 3 分の 1 または約 5 cm
- **乳児：** 少なくとも胸部の前後方向（AP）の長さの 3 分の 1 または約 4 cm

乳児／小児の人工呼吸

気道確保

効果的な人工呼吸を実施するには，気道を確保する必要がある。気道確保には，頭部後屈－あご先挙上法および下顎挙上法の 2 種類がある。

成人の場合と同様に，頭部または頸部の損傷が疑われる場合は，下顎挙上法を使用する。下顎挙上法で気道が確保されない場合は，頭部後屈－あご先挙上法を行う。

注意

頭部を中間位で維持

乳児の頭部を中間位（スニッフィングポジション）を越えて後屈（伸展）させると，乳児の気道が塞がれる可能性がある。乳児の頸部を中間位にして，外耳道の位置が乳児の肩の上部と同じ高さになるようにすることで，気道を最大限に開通できる。

心停止の乳児および小児に人工呼吸が重要である理由

突然の心停止が発生した場合，通常，心停止から数分間は，身体で必要とされる酸素量を満たすのに十分な血中の酸素含量がある。そのため，心臓や脳に酸素を供給する方法として胸骨圧迫が効果的といえる。

これに対して，乳児や小児が心停止を起こした場合は，呼吸不全またはショックが認められ，心停止に至る前から血中の酸素濃度が低下していることが多い。その結果，心停止を起こした大半の乳児や小児に対して胸骨圧迫のみを行った場合は，胸骨圧迫と人工呼吸を組み合わせて実施した場合ほど効果的には心臓や脳に酸素を送り込むことができない。このような理由から，乳児および小児に対する質の高い CPR の実施中は，胸骨圧迫と人工呼吸の両方を行うことがきわめて重要になる。

感染防護具を使用した乳児または小児に対する人工呼吸

乳児または小児に対して人工呼吸を実施する場合は，感染防護具（ポケットマスクなど）またはバッグマスク器具を使用する。

乳児または小児に対してバッグマスク換気を実施する場合は，以下を行う。

- 適切なサイズのバッグおよびマスクを選ぶ。マスクは，傷病者の眼部を覆ったりあご先にかかったりすることなく，口と鼻を完全に覆うものでなければならない。
- 頭部後屈－あご先挙上法を実施して，傷病者の気道を確保する。下顎を持ち上げながらマスクを顔に押し当て，顔とマスクを密着させる。
- 利用可能な場合は，酸素を投与する。

2人以上のヘルスケアプロバイダーによる小児心停止例に対するBLSアルゴリズム—2015年版

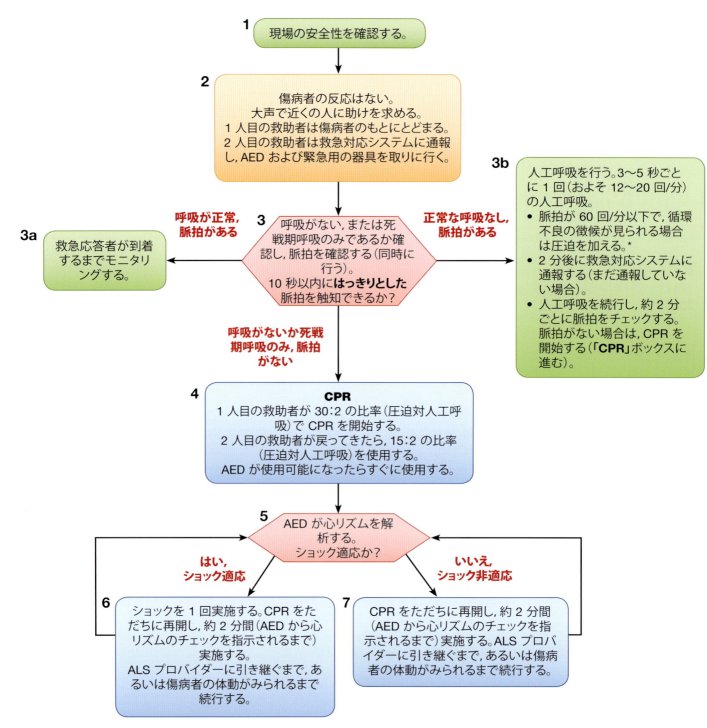

*循環不良の徴候は，四肢の冷感，反応性の低下，脈拍が微弱，青ざめている，まだら模様（斑状の外見），チアノーゼ（蒼白になる）などである。

© 2015 American Heart Association

図 6. 2人以上のヘルスケアプロバイダーによる小児心停止例に対するBLSアルゴリズム

乳児および小児に対する 2 人法の BLS 手順

はじめに

救助者が複数おり，反応がない乳児または小児に遭遇した場合，2 人以上のヘルスケアプロバイダーによる小児心停止例に対する BLS アルゴリズムに示す手順に従う（図 6）。

周囲の安全の確認，反応の有無のチェック，応援を呼ぶ（アルゴリズムボックスの 1，2）

反応のない乳児または小児のもとに 1 人目の救助者が到着したら，ただちに次の手順を実行する。さらに救助者が到着したら，役割および担当を振り分ける。蘇生時により多くの救助者がいる場合，より多くの手順を同時に実施することができる。

手順	行動
1	救助者および傷病者にとって現場が安全であることを確認する。
2	反応を確認する。小児の肩または乳児の足の裏をたたき，大声で「大丈夫ですか？」と声をかける。
3	傷病者の反応がない場合 • 1 人目の救助者が蘇生を開始する。 • 2 人目の救助者は救急対応システムに出動を要請し（図 7），AED と緊急用の器具を取りに行く。傷病者のところに戻ってきたら，CPR と AED の使用を支援する。

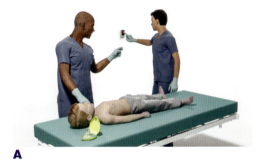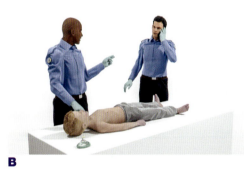

A **B**

図 7. 乳児または小児の心停止が突然発生した場合，救急対応システムに通報する。**A**：医療機関内，**B**：病院搬送前の状況

呼吸と脈拍の評価（ボックス 3）

呼吸と脈拍が正常かどうか評価する方法の詳細については，このパートで前述した「乳児および小児に対する 1 人法の BLS の手順」を参照すること。

次の処置を決定する（ボックス 3a および 3b）

正常な呼吸および脈拍の有無に基づいて次の処置を判断する方法の詳細については，このパートで前述した「乳児および小児に対する 1 人法の BLS の手順」を参照すること。他の救助者が支援できる状況で CPR が指示されている場合は，15：2 の胸骨圧迫と人工呼吸の比率を使用する。

胸骨圧迫から質の高い CPR を開始する（ボックス 4）	傷病者が正常に呼吸をしていない，または死戦期呼吸のみで，脈拍がない場合は，ただちに以下を行う。 ● 1 人目の救助者が胸骨圧迫から質の高い CPR を開始する（詳細については，このパートで前述した「乳児／小児の胸骨圧迫」を参照）。胸骨圧迫のために手または指の位置を特定できるように，傷病者の胸部を覆っている衣服を取り除く，またははだける。これにより，AED が到着したら AED パッドを貼り付けることもできるようになる。 　－ 乳児の場合は，2 人目の救助者が戻ってきて 2 人法の CPR を実施できるようになるまで，2 本の指による圧迫法を使用する。2 人法の CPR を実施する場合は，胸郭包み込み両母指圧迫法を使用する。 　－ 小児の場合，片手または両手を使用する（体格が非常に小さな小児の場合は片手を使用する）。 ● 2 人目の救助者が戻ってきたら，その救助者が人工呼吸を行う。 ● 救助者は，約 5 サイクルまたは 2 分ごとに（必要に応じてさらに短い間隔で）圧迫する役割を交代する。これにより，疲労による CPR の質の低下を防ぐ。
AED を使用して除細動を試みる（ボックス 5, 6, 7）	AED が利用可能になり次第ただちに使用し，AED の指示に従う。
質の高い CPR の再開（ボックス 6, 7）	電気ショックの実施後，または電気ショックが不要であると示された場合は，AED の指示に従って胸骨圧迫から質の高い CPR をただちに再開する。二次救命処置のプロバイダーに引き継ぐまで，または傷病者が動き始めるまでは，CPR の実施を継続して AED の指示に従うこと。

乳児および 8 歳未満の小児に対する AED

各自の環境に用意されている AED 装置に慣れておく	総ての AED は基本的には同じように動作するが，AED 装置はさまざまなモデルや製造元の製品が流通している。そのため各自の環境に用意されている AED 装置に慣れておく必要がある。
小児対応の AED	一部の AED モデルは，小児と成人のどちらでも使用できるように設計されている。このような AED では，小児用のパッドを使用した場合に投与される電気ショックエネルギー量が低減されている。
小児向けショックエネルギー量の投与	AED のショックエネルギー量は，小児用のケーブル，可変抵抗器，装置にあらかじめ用意されたプログラムを使用することで低減される。ショックエネルギー量を低減させる一般的な方法の 1 つとして，小児用可変抵抗器が挙げられる（図 8）。これを AED に取り付けることで，ショックエネルギー量は約 3 分の 2 が低減される。一般的に，低減されたショックエネルギー量を投与する場合は小児用パッドを使用する。

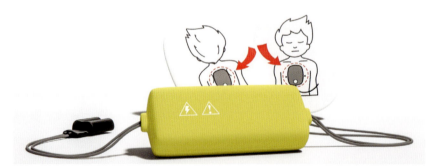

図 8. 小児用可変抵抗器の例。AED によって投与されるショックエネルギー量が低減される。小児用可変抵抗器を使用する場合は，小児用パッドも使用する。

AED パッドの選択と貼付

乳児および 8 歳未満の小児に対しては，小児用パッドが利用可能な場合は，それを使用する。小児用パッドがない場合は，成人用パッドを使用する。その場合はパッドが互いに接触したり重なり合わないように貼り付けること。成人用パッドを使用すると高いショックエネルギー量が投与されるが，ショックを行わないよりは高いショックエネルギー量のほうが望ましい。

パッドの貼付位置については，AED の製造元の指示，および AED パッドに描かれている図に従う。AED の中には，小児用パッドを胸部と背部（前後方向）に配置するもの（図 9）もあれば，左右（前-外側部）に配置する必要があるものもある。乳児には，一般的に前後方向のパッド配置が使用される。

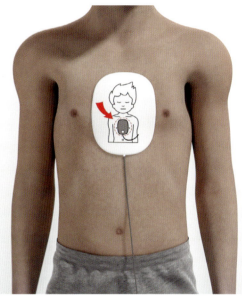
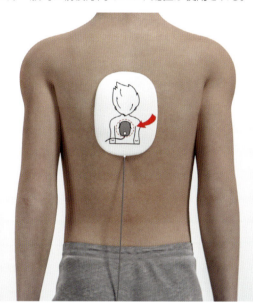

図 9. 小児傷病者に貼る前後方向の AED パッドの位置

傷病者が 8 歳以上の場合	傷病者が 8 歳未満の場合
- AED が使用可能になったらすぐに使用する。 - 成人用パッド（図 10）を使用する。投与されるショックエネルギー量が低すぎる可能性が高いため，小児用パッドは使用しないこと。 - パッドに描かれた図に従ってパッドを配置する。	- AED が使用可能になったらすぐに使用する。 - 利用可能な場合は，小児用パッド（図 11）を使用する。小児用パッドがない場合は，成人用パッドでよい。その際に，パッドは互いに接触しないように貼る。 - AED に小児対象のショックエネルギー量を加えられるキーまたはスイッチがある場合は，そのキーまたはスイッチをオンにする。 - パッドに描かれた図に従ってパッドを配置する。

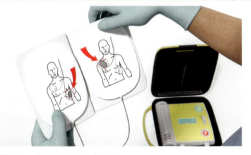
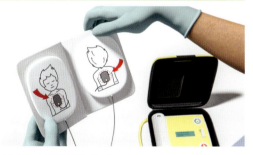

図 10. 成人用 AED パッド　　　図 11. 小児用 AED パッド

乳児への AED の使用

乳児の除細動には，AED よりも手動式除細動器の使用が望ましい。手動式除細動器には AED よりも多くの機能が搭載されており，乳児に対して適切な低いエネルギー量を投与できるようになっている。手動式除細動器を使用するには高度なトレーニングが必要であり，このコースでは説明しない。

- 手動式除細動器を利用できない場合は，小児用可変抵抗器を搭載した AED が望ましい。
- どちらも利用できない場合は，小児用可変抵抗器を搭載していない AED を使用してもよい。

基本事項

除細動を試みないよりは成人用パッドまたは成人用ショックエネルギー量を使用する方がよい

AED パッド

乳児または 8 歳未満の小児に対して AED を使用する際に，その AED に小児用パッドが用意されていない場合は，成人用パッドを使用してもよい。場合によっては，互いに接触したり重なり合ったりしないように，パッドを胸部と背部に配置する必要がある。

ショックエネルギー量

使用する AED に小児用のエネルギー量を投与する機能が用意されていない場合は，成人用のエネルギー量を使用する。

パート 3

重症の疾患や外傷のある小児に対する体系的なアプローチの概要

概要

PEARSプロバイダーは，重傷の疾患や外傷のある小児の治療に際して，体系的なアプローチを使用しなければならない。この体系的なアプローチは，呼吸不全や，呼吸停止または心停止の危険のある小児を迅速に判定し，速やかに救命処置を実施できるようにすることを目的としている。

学習目標

このパートの終了時に，以下のことができるようになること。

- 小児における体系的なアプローチによって重症の疾患や外傷のある小児を評価する

コースの準備

受講中は，重症の疾患や外傷のある小児のビデオを見た後でケースディスカッションに積極的に参加する。「評価－判定－介入」との手順を含めて，重症の疾患や外傷のある小児における体系的なアプローチアルゴリズムに従って答える。付録にあるアルゴリズムを確認しておく。

小児における体系的なアプローチアルゴリズム

小児における体系的なアプローチアルゴリズム（図12）は，重傷の疾患や外傷のある小児に対する治療を行う手法をまとめたものである。

小児における体系的なアプローチアルゴリズム

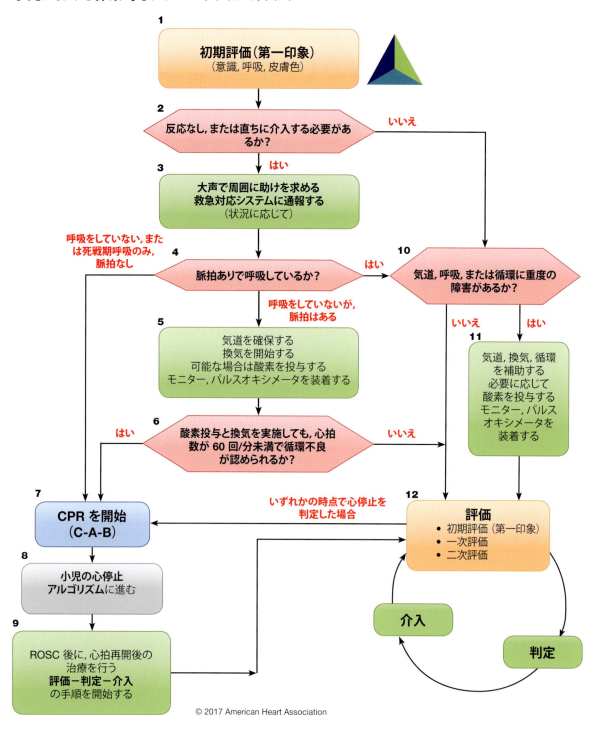

図 12. 小児における体系的なアプローチアルゴリズム

判定と介入

いずれかの時点で致死的な問題を判定した場合は、ただちに適切な介入を開始する。実際の診療環境で適応があれば、救急対応システムに出動を要請する。

初期評価による致死的な状態の判定

初期評価（図 12「小児における体系的なアプローチアルゴリズム」を参照）とは，小児の外観，呼吸，皮膚色を「診察室の入り口から」数秒で観察することである。それは「最初の 2, 3 秒」で行う。この評価の目的は致死的な状態を素早く判定することである（表 1）。小児評価のトライアングル（PAT）は，初期評価に使用するツールである。PAT は，ある状況に遭遇したときにただちに使用できるツールであり，生理学的な問題（呼吸，循環，神経）と治療および搬送の緊急性を大まかに判定するのに役立つ。

表 1. 致死的な状態か否か

小児の状態が	次の行動
致死的な状態である	・大声で助けを呼ぶ ・救命処置を開始する
致死的な状態ではない	・体系的アプローチを続ける

初期評価（第一印象）においては，**小児評価のトライアングル**を使って，以下の情報を集めるために患者を観察し，音を聞く。

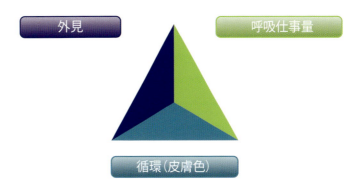

外見・呼吸・循環の評価方法の詳細については，「パート 4：初期評価と対応」を参照のこと。

反応がなく，呼吸がないか死戦期呼吸のみの小児

アルゴリズムの左側に進む　小児に**反応がなく**，呼吸がないか死戦期呼吸のみで脈拍がない場合は，大声で助けを求め，救急対応システムに出動を要請し，小児における体系的なアプローチアルゴリズムの左側に進む。必要に応じて CPR や人工呼吸を開始する。

パート 3

反応があり呼吸している小児

アルゴリズムの右側に進む　小児に**反応があり**呼吸もしており，致死的な緊急事態がただちに認められない場合は，アルゴリズムの右側に進んで初期評価の判定を続行する。上記のとおり，初期評価の判定にはツールとして小児評価のトライアングルを使用できる。小児評価のトライアングルの詳細については，「パート 4：初期評価と対応」を参照のこと。

Science（科学）Is Why

心血管疾患による死亡者数は，すべての種類の癌による合計死亡者数を上回っている。この驚くべき数字こそが，新たな方法で蘇生に関する知識と研究を進化させ，蘇生科学を実現するという取り組みを AHA が推進している理由である。

パート 4

初期評価と対応

概要

重症の疾患や外傷のある乳児および小児においては，迅速な介入により救命が可能になる。小児に反応がなく，かつ呼吸がないまたは死戦期呼吸のみの場合は，CPR が必要である。呼吸はないが脈がある場合は，人工呼吸が必要である。必要に応じて CPR や人工呼吸を行い，応援を呼ぶ。小児における体系的なアプローチの概念を学ぶことで，小児の緊急事態へ対処するための知識が得られる。

注意：処置を行う環境に危険がないか注意を払う必要がある。小児を評価する前に，必ず現場の状況を評価すること。

学習目標

このパートの終了時に，以下のことができるようになること。

- 小児における体系的なアプローチによって重症の疾患や外傷のある小児を評価する

コースの準備

小児における体系的なアプローチアルゴリズムは，PEARS プロバイダーコースで指導する重症の疾患や外傷のある小児に対する評価と治療における主要要素をまとめたものである。コースに合格するには，アルゴリズムの各ステップを理解しなければならない。

初期評価の開始

パート3で学んだように, 初期評価（第一印象）は小児に接触する前に「診察室の入り口から」数秒で観察することである。この観察は, 小児評価のトライアングルを使用して「最初の2, 3秒」で行う。**小児評価のトライアングル（PAT）**は, A-B-Cという3つの要素を使用して以下を評価する。

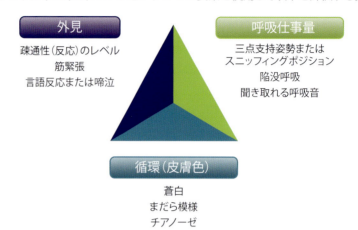

小児評価のトライアングルでは最初に, 対話能力の程度や筋緊張, 言語反応, 啼泣など, 全体的な生理学的状態の指標として外見（A）の評価を行う。小児評価のトライアングルの2つ目の要素は呼吸（B）であり, 患者の体位（三点支持姿勢）, 呼吸仕事量（陥没呼吸）, 呼吸の副雑音（吸気性喘鳴, 聞き取れる呼吸音など）を評価することで, 小児の呼吸仕事量が増加しているかどうかを判断する。小児評価のトライアングルの最後の要素は小児の全体的な循環状態（C）の評価であり, 全般的な皮膚色（蒼白, まだら模様, チアノーゼなど）に基づいて行う。小児評価のトライアングルの所見が異常な小児については, 迅速な評価と管理が必要である。小児評価のトライアングルの所見によっては, 早急な介入（無呼吸および無脈拍の患者に対するCPR, 四肢から大量出血している患者に対する止血帯の使用など）の必要性を示す場合がある。

小児評価のトライアングルの実施には「3歩のアプローチ」を使用する。1歩目は診察室の入り口から患者の外見を観察する。2歩目と同時に患者の呼吸仕事量を観察する。最後の3歩目で患者の皮膚の色と循環を観察する。「ベッドサイド」にたどり着くまでに, 初期評価の判定をして患者が早急な介入を必要としているかどうかの判断を終えている必要がある。

小児における体系的なアプローチアルゴリズム

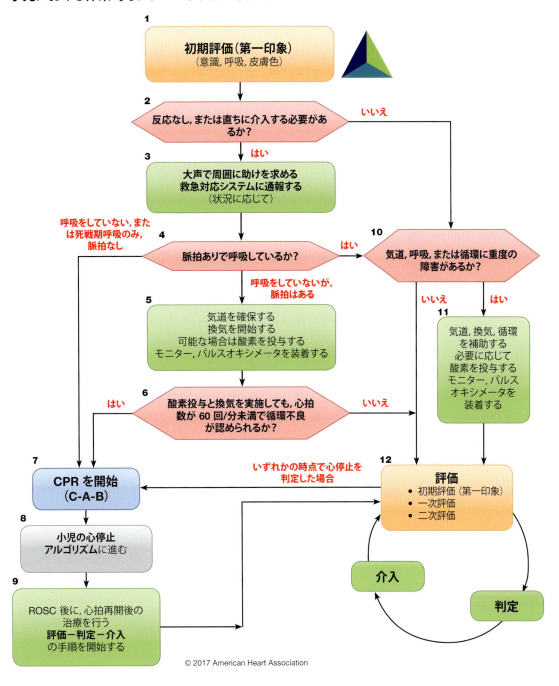

図 13. 小児における体系的なアプローチアルゴリズム

外見

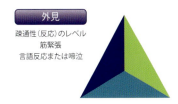

小児評価のトライアングルの最初の要素は，対話能力や明らかな筋緊張など，小児の外見である。注意深く，しかし素早く小児の外見を観察し，反応とやりとりを評価する。小児の外見は TICLS によって判定できる。TICLS は小児の緊張（**T**one），疎通性（**I**nteractiveness），精神的安定性（**C**onsolability），視線（**L**ook/gaze/stare），言葉・泣き声（**S**peech/cry）の意味である。

小児に反応とやりとりが見られず，動かない場合は，反応の有無をチェックする。小児に反応がない場合は，大声で近くの人に助けを求め，呼吸と脈拍を評価してから，各自の臨床状況に応じて迅速対応チームや救急対応システムの出動を要請する必要がある。

小児が泣いたり混乱したりしている場合，小児の反応が適切か判断するのは難しい。できるだけ落ち着かせる。可能なら両親や保護者と一緒にいられるようにする。おもちゃなどであやす。

呼吸仕事量

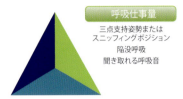

小児評価のトライアングルの実施中は，小児の呼吸仕事量を聴診器を使用せずに評価する。あとで一次評価の時に聴診器で診察する。呼吸努力が消失，増加，または不十分である徴候を観察すること。呻吟，吸気性喘鳴，呼気性喘鳴など，はっきりと聞き取れる異常な呼吸音が発生していないか確認する。呼吸数を観察する。小児評価のトライアングルの実施中は，軽度の呼吸障害，重度の呼吸障害，または呼吸停止の徴候を判定する。当然のことながら，呼吸が認められない場合は，大声で助けを求め，状況に応じて救急対応システムの出動を要請し，脈拍を確認し，必要に応じて人工呼吸またはCPRを実施すること。

呼吸努力，聞き取れる肺音と気道音を評価は，呼吸が正常か異常かを判定する。

	正常	異常
呼吸努力*	・規則的な呼吸，呼吸努力の増加なし ・受動的な呼気相	・鼻翼呼吸 ・腹筋の収縮または使用 ・呼吸努力の増加，不足または消失
肺音と気道音*	・異常音が聞かれない	・雑音混じりの呼吸音（呼気性喘鳴，呻吟，吸気性喘鳴など）

*呼吸努力と肺音および気道音の詳細については，パート5の「一次評価」の項を参照のこと。

循環（皮膚色）

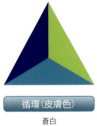

小児評価のトライアングルの3つ目の要素として最後に行うのが，小児の皮膚色による循環状態の評価である。患児を観察するだけで循環の状態について重要な情報を判定できる場合も多い。心臓が送り出す血液（心拍出量）が少ない場合，体は皮膚や粘膜といった重要でない部分への血流を減らして，脳や心臓への血流を維持する。よって皮膚色や全体的な皮膚の外観は循環の状態を判定するのに重要な手がかりとなる。

蒼白（青ざめる），まだら模様（異常な皮膚色），チアノーゼ（青みがかった／青灰白色の皮膚色）は心拍出量低下の徴候となりうる。酸素化が不十分であれば，口唇や爪にチアノーゼを呈する場合がある。

顔,腕,脚など露出している部分を観察する。皮膚観察により外傷を示唆する打撲傷が見つかる場合がある。また,「点状出血」や「紫斑」と言われる皮内出血が見つかる場合もある。「紫斑」は紫色がかった皮膚の変色を指し,命に関わる感染症の徴候であることが多い。

皮膚と粘膜の評価は,正常か,異常かを判定する。

	正常	異常
皮膚色*	正常に見える	• 蒼白 • まだら模様 • チアノーゼ
出血	視認できる出血がない	• はっきりとした大量の出血がある • 皮内出血(紫斑など)

* 皮膚色については,パート5の「一次評価」の項を参照のこと。

反応の有無

初期評価の目的は致死的な状態を素早く判定することである。

状況	処置
小児に反応とやりとりが見られず,動かない	• 反応の有無を確認し,直ちに救命処置が必要か判断する。小児に反応がない場合は,大声で助けを求め,状況に応じて救急対応システムの出動を要請し,呼吸と脈拍を確認する。 • 小児に反応がなく,呼吸がないか死戦期呼吸のみの場合は,応援を呼ぶ。必要に応じてCPRや人工呼吸を行う。
小児に反応/やりとりがあり呼吸している	•「評価-判定-介入」の手順を続行する。

小児に反応がなく,呼吸停止または心停止の場合

反応がなく,呼吸がないか死戦期呼吸のみの小児の場合

初期評価の間に小児の外見,呼吸仕事量,皮膚色を評価し,致死的な状態であるか素早く判定する。小児に反応とやりとりが見られない場合は,反応の有無をチェックする。小児に反応がない場合は,大声で助けを求め,(状況に応じて)救急対応システムの出動を要請し,呼吸と脈拍を確認する。呼吸がなく(または死戦期呼吸のみ)で脈拍がない場合は,小児における体系的なアプローチアルゴリズム(図13)の左側に進む。以降の本文中に示すボックス番号は,上記アルゴリズム中のボックス番号に対応している。

パート 4

救急対応システムに出動を要請する（ボックス 3）	小児に反応がない場合は，実際の環境に応じて救急対応システムに出動を要請し（ボックス 3），胸骨圧迫からただちに CPR を開始する（ボックス 7）。 「1 人のヘルスケアプロバイダーによる小児心停止例に対する BLS アルゴリズム」に従って先へ進む。自己心拍再開後は，「評価－判定－介入」の手順を開始する（ボックス 12）。
呼吸と脈拍をチェックする（ボックス 4）	次に，呼吸と脈拍を同時にチェックする（ボックス 4）。
有効な呼吸がなく，脈拍はある場合は，人工呼吸を実施する（ボックス 5）	脈拍がある場合は，気道を確保し人工呼吸を行う（ボックス 5）。酸素が使用可能になったらすぐに使用する。詳細についてはパート 7 の「人工呼吸」を参照すること。小児と乳児に対する人工呼吸では，3～5 秒ごとに 1 回の呼気吹込み（約 12～20 回/分）を行う。1 回の人工呼吸には 1 秒以上かける。人工呼吸を行うたびに胸郭の上昇を確認する。 心拍数をチェックする。

心拍数	次のステップ
適切な酸素補給と人工呼吸を実施しても心拍数が＜60 回/分で，循環不良の徴候がある（ボックス 6）	胸骨圧迫と人工呼吸を行う（ボックス 7）。「1 人のヘルスケアプロバイダーによる小児心停止例に対する BLS アルゴリズム」に従って先へ進む（ボックス 8）。
≧60 回/分	必要に応じて人工呼吸を継続する。「評価－判定－介入」の手順を開始する（ボックス 12）。約 2 分ごとに脈拍をチェックする必要がある。いずれかの段階で致死的な問題を判定した場合は，救命処置を開始すると同時に，(CPR など)適切な介入を開始し，応援を呼ぶ。

呼吸と脈拍が十分な場合	反応のない状態が新たに発生し，呼吸と脈拍は十分な場合は，各自の状況に応じて迅速対応チームや救急対応システムの出動を要請する。体系的評価は続行する（アルゴリズムの右側，ボックス 10～12 に進む）。

判定と介入	いずれかの時点で致死的な問題を判定した場合は，ただちに適切な介入を開始する。実際の診療環境で適応があれば，救急対応システムに出動を要請する。
人工呼吸	PEARS プロバイダーコース中，バッグマスク器具を用いて人工呼吸を行う機会がある。人工呼吸とバッグマスク換気については，「パート 7：呼吸器系緊急事態の管理」を参照のこと。

小児に反応がある場合

「評価-判定-介入」の手順

「評価-判定-介入」
(ボックス 10～12)

小児に反応がある場合は，小児における体系的なアプローチアルゴリズム(図 13)の右側に進み，「評価-判定-介入」の手順を開始する(ボックス 10～12)。この手順は，どの段階においても，最良の治療または介入を判断する助けとなる。

評価時に収集した情報(ボックス 10)に基づき，小児の臨床状態のタイプと重症度を判定する(ボックス 11)。適切な処置により介入する(ボックス 12)。以後もこの手順を繰り返し，このプロセスを継続する。

判定と介入

致死的な問題には常に注意する。いずれかの時点で致死的な問題を判定した場合は，ただちに適切な介入を開始する。実際の診療環境で適応があれば，救急対応システムに出動を要請する。

評価

致死的な状態でなければ，下表の臨床評価ツールを使用して小児の状態を評価する。

臨床評価	簡単な説明
初期評価(第一印象)	瞬時の「診察室の入り口から」の印象が，早急な介入の必要性を示す場合がある。
一次評価	ABCDE アプローチに沿った迅速で実践的な評価。呼吸機能，心機能，神経機能を評価する(バイタルサインの評価とパルスオキシメータを含む)。
二次評価	焦点を絞った病歴聴取と身体診察

『PEARS プロバイダーマニュアル』には一次評価について詳細に記載されている。小児二次救命処置(PALS)プロバイダーは二次評価と診断的評価も行う。用語としては順番に進むことを示しているが，一部の評価は同時に行われることが普通である。小児の臨床状態や病歴に基づいて評価を調整するべきである。二次評価や診断的評価の詳細については『PALS プロバイダーマニュアル』を参照のこと。

パート 4

判定

評価に基づいて，小児の障害についてタイプと重症度の判定を試みる。

	タイプ	重症度
呼吸	• 上気道閉塞 • 下気道閉塞 • 肺組織疾患 • 呼吸調節の障害	• 軽度の呼吸障害 • 重度の呼吸障害
循環障害	• 循環血液量減少性ショック • 血液分布異常性ショック • 心原性ショック * • 閉塞性ショック *	• 代償性ショック • 低血圧性ショック

*PEARS プロバイダーコースでは中核となる教材として心原性ショックと閉塞性ショックの認識や治療には触れていないが，インストラクターが任意でこの教材を追加する場合がある。

小児の臨床状態が呼吸障害と循環障害の併発によって生じる場合がある。重症の疾患や外傷のある小児の場合，状態が悪化するにつれて，ひとつの障害が他の複数の障害を引き起こすおそれがある。例えばショック状態にある小児は，呼吸障害を起こしうる。

判定と介入

障害を判定する初期段階では，障害のタイプまたは重症度がはっきりしない場合があることに注意する。障害のタイプと重症度は変化する可能性があるので，介入を行いつつ再評価することが重要である。

障害が判定されると，最善の初期介入を判断する助けとなる。

介入

判定された小児の臨床状態に応じて，適切な処置により介入を行う。処置内容はプロバイダーの業務範囲と施設のプロトコールによって決定される。PEARS プロバイダーの介入には，以下のものが含まれる。

- 救急医療チームや迅速対応チームの出動を要請して応援を呼ぶ
- AED，救急カート，モニター／除細動器を入手する
- 心電図モニターやパルスオキシメータを小児に装着する
- 小児の体位を整える
- 酸素を投与する
- 噴霧療法を行う，またはアドレナリン自己注射器を使用する
- 輸液をボーラス投与する

最善の行動は応援を呼ぶことである。応援が到着するまで緊急の処置を行う。より熟練のプロバイダーに小児の治療を引き継いだ後は，チームメンバーとして治療を助ける準備をする。

手順の継続

小児の状態が安定するまで,「評価－判定－介入」の手順を継続する。以下の場合,「評価－判定－介入」の手順を反復することに留意する。

- 各介入の後
- 小児の状態が変化または悪化したとき

各介入の前後にこの手順を使用して,小児の状態に何らかの傾向がないかを確認する。例えば,酸素投与後に次のような子供の評価を再度行う。

- 反応は良くなっているか(意識レベルが改善しているか)?
- 呼吸努力が変化している?
- 皮膚色は改善しつつあるか?
- 循環血液量減少性ショックの小児に輸液をボーラス投与した後,心拍数および循環は改善したか?もう1回ボーラス投与が必要か?

各介入の後および小児の状態が変化したときは必ず「評価－判定－介入」の手順を使用する。

判定と介入

いずれかの時点で致死的な問題を判定した場合は,ただちに適切な介入を開始する。実際の診療環境で適応があれば,救急対応システムに出動を要請する。

パート 4

パート 5

一次評価：気道, 呼吸, 循環, 神経学的評価, 全身観察（ABCDE）

概要

重症の疾患や外傷のある小児を治療する際には，「評価－判定－介入」の手順を使用する。一次評価から始める。「パート3：重症の疾患や外傷のある小児に対する体系的なアプローチの概要」ですでに説明したように，一次評価は以下の実践的な評価である。

- 気道（**A**irway）
- 呼吸（**B**reathing）
- 循環（**C**irculation）
- 神経学的評価（**D**isability）
- 全身観察（**E**xposure）

このパートでは，一次評価について簡単な概要と，A（気道）・B（呼吸）・C（循環）・D（神経学的評価）・E（全身観察）の評価について説明する。

判定と介入

いずれかの時点で致死的な問題を判定した場合は，ただちに適切な介入を開始する。実際の診療環境で適応があれば，応援を呼び，救急対応システムに出動を要請する。致死的な問題に対応した後でのみ一次評価を継続する。

学習目標

このパートの終了時に，以下のことができるようになること。

- 小児における体系的なアプローチによって重症の疾患や外傷のある小児を評価する

コースの準備

一次評価を用いた系統的アプローチはPEARSプロバイダーコースにおける基本的なコンセプトである。本パートを学ぶ際には，付録やPEARSポケットリファレンスカードの「小児における体系的なアプローチの概要」を参照する。

パート 5

一次評価の概要

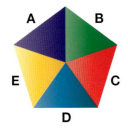

すでに学んだように，初期評価は「診察室の入り口から」数秒で観察することである。初期評価では，小児に触る前に目と耳を使って情報を得る。これに対して一次評価は，「手で触れて」評価する方法である。ここでは ABCDE アプローチを用いて評価する。

- 気道（**A**irway）
- 呼吸（**B**reathing）
- 循環（**C**irculation）
- 神経学的評価（**D**isability）
- 全身観察（**E**xposure）

一次評価は，小児の障害のタイプと重症度を判定するための手助けとなる。この評価には，バイタルサインの評価およびパルスオキシメータによる酸素飽和度の評価が含まれる。また必要に応じて，簡易血糖測定も行う。

判定と介入 	一次評価の各段階で，致死的な問題の徴候がないかに注意を払う。いずれかの時点で致死的な問題を判定した場合は，ただちに適切な介入を開始する。実際の診療環境で適応があれば，救急対応システムに出動を要請する。

致死的な問題への対処を行い，一次評価が完了したら，上級プロバイダーが二次評価と診断的評価を指示する。

一次評価：気道確保と人工呼吸

気道

気道の評価

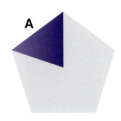

気道の評価では，気道が開通していて障害がないか，閉塞しているかを判断する。評価は，以下のように行う。

- 胸部または腹部の動きを調べる
- 両側の呼吸音と気流音を聴診する
- 鼻と口からの呼気を感じる

何らかの気道閉塞がある場合は，開通を維持できるか，できないかを判定する。

状態	説明
開通している	気道が開通していて閉塞がなく，正常な呼吸ができる。
開通を維持できる	気道が閉塞しているが，簡易な処置（体位の工夫，口咽頭エアウェイの挿入など）で開通を維持できる。
開通を維持できない	気道が閉塞しており，高度な処置（挿管など）を行わなければ開通を維持できない。

一次評価：気道，呼吸，循環，神経学的評価，全身観察（ABCDE）

気道が閉塞していると判断したら，閉塞部位を判定しなければならない。閉塞部位は，上気道である可能性がある。以下の徴候から，上気道の閉塞が示唆される。

- 陥没呼吸を伴う吸気努力の増加
- 異常な呼吸音（いびきや甲高い吸気性喘鳴）
- 呼吸努力が強いにも関わらず気流の聴取が弱い

上気道が閉塞している場合は，簡単な処置で気道を開いて開通を維持できるかを試す。簡単な処置で開通を維持できない場合は，高度な処置のために応援を呼ぶこと。

気道を開通させるための簡単な処置

上気道を開いて開通を維持するための簡単な処置として，以下に示す処置を 1 つ以上行うことが考えられる。

体位を整える	小児に楽な体位をとらせる，または小児を気道の開通が改善される体位にする。 小児に反応がある場合： ・ベッドの頭部をギャッジアップする 小児に反応がない場合： ・小児を側臥位にする（頸椎の損傷の疑いがない場合），または ・頭部後屈あご先挙上，または下顎挙上を行う（下記）
頭部後屈あご先挙上法，または下顎挙上法	・頸椎損傷の疑いがない場合：頭部後屈あご先挙上により気道を開通させる。乳児の場合は，気道を閉塞させるおそれがあるため，頭部／頸部の過剰な伸展を避ける。 ・頸椎損傷が疑われる場合：頸部を後屈しないで下顎挙上法を用いて気道を開通させる。気道確保が最優先事項であるため，上記の方法で気道が確保できない場合は，頭部後屈－あご先挙上法または頸部を後屈させる下顎挙上法を使用する。気道確保が最優先事項である。 下顎挙上法は，頸椎損傷の疑いのない小児でも気道を広げられる点に注意する。
吸引	鼻腔および中咽頭を吸引する。
異物による気道閉塞を取り除く方法	異物による気道閉塞がある場合で，小児に反応がある場合は，以下の方法によって異物を取り除く。 ・1 歳未満：背部叩打法と胸部突き上げ法を各 5 回行う ・1 歳以上：腹部突き上げ法を行う 小児の反応がなくなった場合は，どの段階であっても，ただちに CPR を開始し，誰かに救急対応システムへの通報を依頼する。
気道補助用具	気道補助用具を用いる（例えば，口咽頭エアウェイを挿入する）。

43

気道の開通を維持するための高度な処置

気道の開通を維持するために，高度な処置が必要な場合もある。熟達したプロバイダーは，以下に示す処置を1つ以上行うことが考えられる。

- 高度な気道確保（気管挿管など）
- 持続的気道陽圧法または非侵襲的陽圧法による呼吸補助
- 異物の除去。直接喉頭鏡検査が必要な場合もある
- 外科的気道確保（気管切開）

呼吸

呼吸の評価

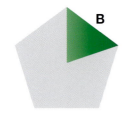

呼吸の評価には，以下の評価が含まれる。

- 呼吸数と呼吸パターン
- 呼吸努力
- 胸郭拡張および気流
- 異常な肺音と気道音
- パルスオキシメータによる酸素飽和度

正常な呼吸数と呼吸パターン

正常な自発呼吸では，呼吸仕事量が最小限で済むため，静かな呼吸となり，吸気は楽で，呼気は受動的である。小児の状態が安定しているように見える。正常呼吸数は年齢と逆相関する（表2）。すなわち，新生児の呼吸数は多く，年齢が上がるにつれて低下する。

不安や興奮により呼吸数が増加することがあるため，呼吸数は小児の身体に触れる前に評価するのが好ましい。

呼吸数は，30秒間に胸が上がる回数を数え，これを2倍することで測定する。正常な乳児でも，睡眠時には最大10～15秒の休止を伴う不規則な（断続的な）呼吸が見られる場合がある点に注意する。このため，胸の上がりを数えるのが30秒未満だと，呼吸数の推定が不正確になるおそれがある。呼吸数を何度も数えることで，小児の評価を繰り返して変化を検知するようにする。多くの心電図モニター機種は，呼吸数を継続的にモニター表示できる機能を搭載している。

年齢にかかわらず，呼吸数が1分間に10回未満または1分間に60回以上の状態が持続する場合は異常である可能性が高く，深刻な状態が発生している可能性が示唆されるため，迅速な介入が必要である。

表 2. 正常呼吸数

年齢	呼吸数/分
乳児（＜1歳）	30～53
幼児（1～2歳）	22～37
就学前小児（3～5歳）	20～28
学童（6～9歳）	18～25
思春期（12～15歳）	12～20

次の文献に基づいて再作成：Hazinski MF. Children are different. In: Hazinski MF, ed. *Nursing Care of the Critically Ill Child*. 3rd ed. St Louis, MO: Mosby; 2013:1-18, copyright Elsevier.

一次評価：気道，呼吸，循環，神経学的評価，全身観察（ABCDE）

詳細と高度な情報	呼吸数と呼吸パターンを評価する際には，小児の臨床状態を慎重に考慮する。 • 発熱や病気，痛みなどの状態にある小児では，呼吸数が増加することは普通である。 • 呼吸が速い状態から「正常な」呼吸数へ低下した場合，全身状態の改善を示していることがある。全身状態の改善に伴って意識レベルの改善も認められる。また，呼吸仕事量の軽減もみられる。 • 呼吸数の低下や不規則な呼吸パターンは，小児の臨床状態の悪化を示していることもある。小児の外観や循環の徴候は，状態の悪化に伴って変化する。皮膚色は蒼白となり，まだら模様やチアノーゼが出現する。小児の意識レベルが低下する場合もある。

異常な呼吸数と呼吸パターン

呼吸の異常には以下のものがある

- 不規則な呼吸パターン
- 速い呼吸（頻呼吸）
- 遅い呼吸（徐呼吸）
- 無呼吸（呼吸の休止）

不規則な呼吸パターン

神経学的な問題のある小児は不規則な呼吸パターンを示すことがある。不規則な呼吸パターンの例には以下のものがある。

- 深い喘ぎ呼吸と引き続いて起きる息こらえ
- 頻呼吸と引き続いて起きる無呼吸もしくは非常に浅い呼吸

これらのような不規則な呼吸パターンは重篤な徴候のため，直ちに評価を行うことが必要である。

速い呼吸

呼吸数が年齢相応の正常値より多い場合を「速い呼吸」（頻呼吸）という。乳児では呼吸障害の最初の徴候であることが多い。速い呼吸はストレスに対する反応の場合もある。

速い呼吸は呼吸努力の増加を伴うことも伴わないこともある。呼吸努力増加の徴候を「伴わない」速い呼吸は，以下のような原因で生じる

- 高熱，疼痛，敗血症（重篤な感染症）など，主要な原因が呼吸器系ではない状態
- 脱水

遅い呼吸

年齢相応の正常値よりも遅い呼吸（徐呼吸）は，以下のような原因で生じる

- 呼吸調節中枢に影響する中枢神経系の損傷や障害
- 血液酸素濃度の異常低値（パルスオキシメータの値やチアノーゼから示される酸素飽和度の低下）
- 敗血症
- 低体温症
- 呼吸応答を抑制する薬剤
- 筋力低下を起こす筋疾患

詳細と高度な情報	重病または重傷の乳児や小児が遅い呼吸や不規則な呼吸パターンを示している場合は，重篤な問題の徴候である。切迫した呼吸停止を示唆していることが多い。このような小児に遭遇した場合は，直ちに緊急対応システムに通報し，人工呼吸を行えるように準備する。

無呼吸

呼吸が 20 秒間以上停止した状態を「無呼吸」という。呼吸停止が 20 秒未満であっても不適切な呼吸の徴候が見られる場合は無呼吸とする。不適切な呼吸の徴候には，遅い心拍数，チアノーゼ，蒼白がある。

呼吸努力の増加

呼吸努力の評価によって，状態の重症度を評価し，介入の緊急性を判断する。呼吸努力増加の徴候には，以下のものがある

- 鼻翼呼吸
- 陥没呼吸
- 頭部の上下首振りまたはシーソー呼吸

その他の呼吸努力増加の徴候としては，吸気時間または呼気時間の延長，口を開いた呼吸がある。呻吟は重篤な徴候であり，重度の呼吸障害を示す場合がある（本パートで後述する「呻吟」を参照のこと）。

呼吸努力増加の徴候は，小児が体の酸素量（酸素化）または換気，あるいはその両方を改善しようとしている努力を反映している。

鼻翼呼吸

吸気のたびに鼻孔が拡大することを「鼻翼呼吸」という。鼻孔が拡大するのは気流を最大化するためである。鼻翼呼吸は乳児や年少児に最も多くみられ，通常は呼吸障害の徴候である。

陥没呼吸

胸壁，頚部，胸骨が吸気時に内側に向かって動く状態を「陥没呼吸」という。本項で後述する表に示すように，胸部の複数の部位で陥没がみられる場合がある。より重篤な症例では，以下の全ての部位で陥没が起きることがある。

陥没呼吸は呼吸努力増加の徴候である。小児は胸壁の筋肉を使用して空気を肺に取り込もうとしているが，気道の狭窄または肺の硬化により気流が制限されていることを示す。一般に，陥没呼吸の重症度は，小児の呼吸障害の重症度に対応している。

呼吸困難の程度と陥没部位の一般的な関連を下表に示す。

呼吸困難	陥没部位	説明
軽度〜中等度	肋骨下	肋骨縁直下の腹部の陥没
	胸骨下	胸骨の下の腹部の陥没
	肋骨間	肋骨間の陥没
重度（軽度〜中等度の呼吸困難と同じ陥没部位が含まれる場合がある）	鎖骨上	鎖骨直上の頚部の陥没
	胸骨上	胸骨直上の胸部の陥没
	胸骨	脊椎方向への胸骨の陥没

以下のように，陥没呼吸に伴って生じている徴候は小児の状態の原因を示す手掛かりとなる。

- 吸気性喘鳴や吸気性いびき音を伴う陥没呼吸から，上気道閉塞が示唆される。
- 呼気性喘鳴を伴う陥没呼吸から，著しい下気道閉塞（喘息または細気管支炎）により，吸気呼気ともに閉塞されていることが示唆される。
- 呻吟や努力性呼吸を伴う陥没呼吸から，肺組織疾患が示唆される。

重度の胸壁陥没は，頭部の上下首振りやシーソー呼吸を伴う場合もある。

頭部の上下首振りとシーソー呼吸

頭部の上下首振りまたはシーソー呼吸は，重度の呼吸障害の徴候である。これらの徴候は小児の状態悪化を示す場合が多い。これらの徴候を認めた場合は応援を呼ぶべきである。

- 「頭部の上下首振り」がみられるのは，呼吸を補助するために頚部の筋肉を使用するためである。小児は，吸気時にあご先を上げて頚部を伸展し，呼気時にはあご先を前方に落とす。頭部の上下首振りは乳児に最もよくみられる。
- 「シーソー呼吸」は「腹式呼吸」ともいわれる。吸気時に胸壁が陥没し，腹部が拡張する。呼気時は胸壁が拡張し，腹部が陥没する。吸気時に腹部が上昇する腹式呼吸は，乳児においては正常である場合もある。正常な腹式呼吸では，他の呼吸努力増加の徴候を伴わない。

不十分な呼吸努力

呼吸努力を評価する際には，呼吸努力が不適切である徴候を探す。こうした徴候には以下のものが含まれる。

- 無呼吸
- 弱い啼泣または咳

呼吸器系の身体診察

コースの準備　職務範囲に含まれる場合には，呼吸器系の身体診察の一環として，聴診ポイントを知っている必要がある。

聴診器を用いた聴診　呼吸器系の身体診察では，聴診器を使って，以下の部位で聴診する（表 3）。

- 前面
- 背部
- 側面

表 3. 聴診する肺領域

領域	部位
前面	胸部の中央（胸骨の左右）
側面	腋窩の下（肺の下部の気流を評価するのに最良の部位）
背部	背部の両側

胸郭拡張および気流　胸郭拡張と気流を評価するには，以下を行う必要がある。

- 胸壁の動きを観察する
- 聴診器で気流を聴く

胸郭拡張と気流が正常か，減少しているか，非対称かを判断する。呼気延長の有無も探す。「呼気延長」とは小児が呼出に長時間かけることである。これは多くは下気道閉塞（または細気管支炎など）の徴候である。

胸郭拡張

吸気時の胸郭拡張（胸の上がり）は胸の左右で同等（対称）でなければならない。静かに自発呼吸をしていて，特に胸部が衣服で覆われている場合は，拡張が分かりにくいことがある。しかし，胸部が衣服で覆われていない場合は，胸郭の拡張を容易に目視することができる。正常な乳児では，吸気時に胸部より腹部の方が大きく動く場合がある。

胸郭拡張の低下や非対称性は以下のような原因で生じる。

- 不十分な呼吸努力
- 気道閉塞（小さな気道の狭小化や大きな気道における分泌物の存在）
- 異物誤嚥
- 肺の全部もしくは一部の虚脱
- 肺周囲の腔内の空気，血液，液体

気流

肺への空気の出入りによって生じる気流を聴診することは重要である。聴診器を用いて，左右両方の前胸部，側胸部，背部で聴診し，気流が正常か減少しているかを判定する。

ある領域での気流の音を他の領域の気流の音と比較する。胸部のいくつかの部位では正常な気流を聴取しても，他の部位では気流の減少を聴取する場合がある。

一次評価：気道，呼吸，循環，神経学的評価，全身観察（ABCDE）

気流の質にも注目する。小児の胸壁は薄いので，気流を聴くことは容易だが，ある領域の気道音が他の領域に聴診器をあてたときに聴こえてしまうことがある。また，上気道の音を胸部全域で聴取することもある。これは上気道から胸部に音が容易に伝達されるためである。

以下のように気流の「大きさ」を聴取する。

- 正常な吸気音は柔らかく静かな音である。小児が息を吸う時の胸の動きを観察する。吸気音は胸の動きと同時に生じる。
- 正常な呼気音は，短くてさらに静かなことが多く，場合によっては正常な呼気音がまったく聞こえないこともある。

肥満児では気流や気道音を聴取することが難しい場合がある。そのため，特に異常の判定が困難になる。小児の呼吸努力を評価することで呼吸障害の徴候を探すこと。

肺音および気道音

一次評価では，小児の肺音と気道音の異常を評価する必要がある。異常音としては，吸気性喘鳴，いびき音，犬吠様咳嗽，嗄声などがある。呻吟，ゴロゴロ音，呼気性喘鳴，ラ音なども異常音である。前述のとおり，肺音や気道音は胸部の左右で対称か非対称かも注意する。

喘鳴

「吸気性喘鳴」は，粗く甲高い音である。通常は吸気時に聞かれる。吸気時と呼気時の両方で聞かれる場合もある。吸気性喘鳴は上気道閉塞の徴候である。重度の気道閉塞であり，ただちに介入を要することを示す場合もある。

吸気性喘鳴には，クループ，異物誤嚥，感染などの多くの原因がある。

いびき

「いびき音」は小児が寝ている間によくみられるが，気道閉塞の徴候でもある。軟組織の腫脹や意識レベルの低下が気道閉塞を起こし，いびき音の原因となることがある。

犬吠様咳嗽

「犬吠様咳嗽」も上気道閉塞の徴候であり，クループなどの呼吸器系緊急事態で起こる場合がある。これは狭窄した上気道を速い気流が通過する結果生じる。

嗄声

「嗄声」は感染や気道の浮腫による上気道閉塞の徴候である。嗄声は声帯の腫脹によって正常な発声が障害されることにより生じる。

呻吟

「呻吟」は呼気に聞かれる短い,低調な音で,断続的に聞かれる。時として小さい泣き声のようにも聞こえる。呻吟は,肺炎などの肺疾患によって生じることも,うっ血性心不全などの心疾患によって生じることもある。呻吟は,通常,肺組織疾患による重篤な呼吸障害の徴候である。患児が呻吟している場合は,応援を呼ぶこと。

詳細と高度な情報

呻吟は,声帯が半ば閉じた状態で小児が息を吐いた結果生じる。呻吟することで気道内圧が上昇し,末梢気道や肺胞の開いた状態を維持しようとする。酸素化や換気を改善するための努力なのである。

ゴロゴロ音

「ゴロゴロ音」とは,吸気時または呼気時に聞かれる泡立ち音である。分泌物や吐物,血液で上気道が部分的に閉塞した際に生じる。

呼気性喘鳴

「呼気性喘鳴」は甲高いもしくは低いヒューヒュー鳴る音,またはため息のような音で主に呼気で聞かれる。この音は下気道閉塞を示唆する。呼気性喘鳴の一般的な原因は,細気管支炎および喘息である。吸気時に聞かれることはそれほど多くない。吸気性喘鳴は,異物やその他の原因による気管または上気道閉塞を示唆している。

詳細と高度な情報

呼気性喘鳴を聴取しない場合にも下気道閉塞が存在する可能性がある。これは十分な気流が呼吸によって生じない場合に起きる。患児が咳き込んでいたり,呼吸数や呼吸努力がどんどん増大しつつある場合,呼気性喘鳴を聴取しなくとも下気道閉塞が存在することがある。このようなケースでは患児の呼吸障害は重篤で,早急な介入を要するため,応援を呼ぶ必要がある。

ラ音

「ラ音」は水泡音ともいう。これは吸気時に聞こえる鋭いパチパチ音である。ラ音は,耳の側で毛髪を擦り合わせたような音と表現できる。

パルスオキシメータによる酸素飽和度

「パルスオキシメータ」は小児のヘモグロビンの酸素飽和度をモニターする機器である。この非侵襲的な機器は,患児がチアノーゼや徐脈を生じる前に低酸素状態であることを検知できる。

一次評価：気道，呼吸，循環，神経学的評価，全身観察（ABCDE）

詳細と高度な情報

口唇や口腔内，爪床にチアノーゼを認める小児は低酸素血症（すなわち，酸素飽和度が異常に低い状態）にある。しかし，酸素飽和度が低い小児がすべてチアノーゼを呈するわけではない。貧血の小児では，ヘモグロビン濃度が低すぎるためにチアノーゼが現れないことがある。ただし，パルスオキシメータは酸素飽和度が低いことを検知できる。詳細については，本パートで後述する「皮膚色および皮膚温」を参照のこと。

パルスオキシメータのプローブは，小児の手指，足指，または耳たぶに装着する。プローブに接続されたモニターには，酸素で飽和されたヘモグロビンの割合が表示される。多くのパルスオキシメータは心拍数も表示する。機種によっては，発する音のトーンの変化で酸素飽和度の低下を警告するものもある。波形を表示する機種もあり，脈拍信号の質を評価できる。詳細については，「パート 7：呼吸器系緊急事態の管理」の最後の「パルスオキシメータ」を参照のこと。

酸素飽和度をモニターして介入の指針とする。

酸素飽和度の測定値	介入
室内気で≧ 94 %	臨床評価が問題なければ，酸素飽和度は適切
室内気呼吸下で＜ 94 %（低酸素）	酸素投与
酸素投与下でも＜ 90 %（重度の低酸素血症）	応援を呼ぶ。通常は追加介入の適応となる。患児の意識レベル低下時にはバッグマスク換気

パルスオキシメータの数値の解釈

パルスオキシメータはヘモグロビンの酸素飽和度を示しているだけであることを認識することは重要である。以下のことは評価できない

- 血液中の酸素含有量（すなわち，血液によってどの位の量の酸素が実際に運搬されているか）
- 組織への酸素供給量
- 換気の有効性

パルスオキシメータで酸素飽和度を正確に検知するには，十分な血流が必要である。そのため，ショックや心停止の状況下ではパルスオキシメータの数値が不正確になる。こうしたケースでは「低信号（low signal）」というメッセージが表示されることが多い。ショックや心停止の小児の場合，あくまで機器の確認よりも小児のサポートに集中すべきである。

判定と介入

パルスオキシメータが表示する脈拍数と，心電図モニターで判定される心拍数が一致しない（あるいは一致に極めて近いとはいえない）場合，表示される酸素飽和度は信頼できない可能性がある。そのため，すぐに小児の循環の評価を行う。並行して呼吸数や呼吸努力，意識レベルなどを評価して，呼吸障害の徴候がないかどうかもチェックすべきである。

一酸化炭素中毒の小児では，パルスオキシメータが誤って実際より高い数値または正常数値を表示することがある。

一次評価：循環, 神経学的評価, 全身観察

循環

循環の評価

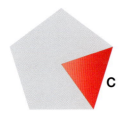

循環を評価するには, 以下を評価する

- 心拍数（年齢相応の正常値）
- 脈拍（中枢および末梢）
- 毛細血管再充満時間
- 皮膚色および皮膚温
- 血圧

小児の意識レベルは脳への血流の評価に有用である。尿量も腎臓への血流を評価するのに参考になる。PEARS プロバイダーコースにおいては, 循環不良の徴候を判定するために循環の評価を使用する。

判定と介入

微弱な末梢脈拍や毛細血管再充満の遅延, 皮膚色の変化（蒼白, まだら模様, チアノーゼ）, 皮膚冷感, 意識レベルの低下および尿量減少など, 循環の評価で集めた情報を用いて, 循環不良の徴候を判定する。

心拍数

心拍数を測定するには, 脈拍数のチェック, 心臓の聴診, または心電図のモニター表示もしくはパルスオキシメータの波形の確認を行う。利用可能ならば 3 誘導心電図モニターを装着する。

心拍数は, 小児の年齢, 活動レベル, 臨床状態に応じて適切な範囲内にある必要がある（表 4）。心拍数の正常範囲は広いことに注意する。例えば, 睡眠中の小児または活発な小児では, 心拍数が年齢相応の正常範囲より低いことがある。発熱, 特に高熱の場合は心拍数が上昇する。

心リズムは一般に規則的で, 心拍数の変動はごくわずかである。

判定と介入

小児の心拍数が正常範囲を外れていたり, 臨床的状況から適切でない場合には応援を呼ぶこと。

表 4. 正常心拍数*

年齢	覚醒時（回/分）	睡眠時（回/分）
新生児（96 時間）	100〜205	90〜160
乳児（＜1 歳）	100〜180	90〜160
幼児（1〜2 歳）	98〜140	80〜120
就学前小児（3〜5 歳）	80〜120	65〜100
学童（6〜9 歳）	75〜118	58〜90
思春期（12〜15 歳）	60〜100	50〜90

*つねに平常時の範囲と臨床状態を考慮する。通常，心拍数は，熱やストレスで上昇する。
次の文献に基づいて再作成：Hazinski MF. Children are different. In: Hazinski MF, ed. *Nursing Care of the Critically Ill Child*. 3rd ed. St Louis, MO: Mosby; 2013:1-18, copyright Elsevier.

異常心拍数

心拍数が速すぎる（頻拍）か遅すぎる（徐脈）場合，「異常心拍数」として認識される。心拍数の評価に適しているのは小児が安静にしているときである。

頻拍

「頻拍」とは，心拍数が年齢相応の正常よりも速い場合である。心拍数が速すぎる場合，収縮の間に心臓に血液が十分には満たされないことがある。これにより血流減少が起こる。乳児の心拍数が 180 回/分を超える場合，または小児の心拍数が 160 回/分を超える場合は致死的な状態の徴候である可能性がある。

頻拍（頻脈）は，呼吸障害の非特異的な徴候としてよくみられる。さまざまな状態に対する反応として生じることがある。頻拍は，重症の疾患や外傷のある小児では，多くは妥当な反応である。ただし，頻拍が心リズム障害を表している可能性もある。

詳細と高度な情報

頻拍は，疾病過程によっては妥当な反応である場合もある。また，不整脈が原因である可能性もある。プロバイダーが頻拍のタイプを決定するには，小児の病歴，身体診察，心電図解析の情報が必要である。

「洞性頻脈」は正常なペースメーカーの洞から起こる頻拍であり，不安，激しい活動，恐れ，運動あるいは痛みが原因となる。洞性頻脈はまた発熱，細胞への酸素供給の低下（例；貧血），脱水，ショックあるいは呼吸障害のある小児で起こる。洞性頻脈の小児の場合には，ショックの徴候と呼吸器系緊急事態を迅速に評価する。

一部の頻脈は心リズムの異常によって生じる。心拍数あるいは心リズムの異常はショック，心不全あるいは心停止の徴候を生じることがある。

徐脈

心拍数が年齢相応の正常値より遅い場合を徐脈という。心拍数が遅すぎる場合，心臓は十分な血液量を送り出せない。徐脈は運動する青少年や安静時の小児では正常なこともあるが，血圧の低下や循環不良を伴う徐脈は正常ではない。そのような症状を伴う小児の徐脈は，心停止が迫っていることを示している可能性がある。

重度の呼吸障害と血液酸素化不良は，小児において徐脈の最も一般的な原因である。

徐脈がある小児	対処方法
反応の鈍化などの循環不良の徴候が認められる場合	ただちに100％酸素の投与と必要に応じてバッグマスク換気を行う。循環不良を伴う徐脈が持続する場合は，胸骨圧迫の開始に備える。
意識清明で，反応があり，循環不良の徴候がない場合	心ブロックまたは薬物の過剰投与など，徐脈を引き起こす他の原因を考慮に入れる。運動する青少年では心拍数が遅いことが正常な場合もあるので注意する。

判定と介入

重度の呼吸障害の小児が迅速に快方に向かわない場合，心停止が切迫しているということに注意する。不十分な換気，高流量の酸素投与にもかかわらず低酸素血症，または循環不良を伴う徐脈が起きる場合は，100％酸素によるバッグマスク換気を開始する。呼吸停止や心停止を防ぐために迅速に介入しなければならない。

脈拍

脈拍の評価は全身循環を評価する上で重要である。中枢と末梢の両方の脈拍を触診する。

中枢脈拍	末梢脈拍
• 大腿動脈 • 上腕動脈（乳児） • 頸動脈（年長の小児） • 腋窩動脈	• 橈骨動脈 • 足背動脈 • 後脛骨動脈

健常な乳児および小児では，上記の部位で容易に脈拍を触知できる（肥満の場合，または室温が低い場合は除く）。

判定と介入

反応がなく，呼吸がないか死戦期呼吸のみの小児に致死的な状態が疑われる場合には，大声で助けを呼び，中枢脈拍の触知（乳児では上腕，小児では頸動脈または大腿部）を試みる。無脈性心停止がある場合は，CPRを開始する。

中枢の脈拍は心臓の近くに位置する比較的太い血管で触診されるため，末梢の脈拍よりも強い。ショックに伴って末梢血管収縮が生じている場合には，中枢と末梢の脈拍の質の違いが大きくなる。

ショックでは，血流（灌流）が低下することが多い。灌流の低下は手足から始まり，末梢の脈拍が消失する。続いてこれが体幹部におよび，結果として中枢の脈拍が減弱する。低温環境が原因で血管が収縮し，末梢と中枢の脈拍に差が生じることがある。しかし，中枢の強い脈拍は維持される。

判定と介入	中枢脈拍の減弱は懸念すべき徴候であり，心停止を予防するために特に迅速な介入が必要なことを示している。応援を呼び，気道確保，酸素化，人工呼吸を行う。迅速な血管路確保（静脈内または骨髄内）の準備を整え，必要に応じて輸液ボーラス投与を行う。

毛細血管再充満時間

毛細血管再充満時間とは，圧迫により蒼白化した組織に血液が戻るまでの時間である。正常は2秒以内である。毛細血管再充満時間は皮膚への循環を反映している。毛細血管再充満時間の異常は心拍出量の異常を示している場合がある。

毛細血管再充満時間の評価は以下のように実施する。

手順	行動
1	小児の前腕または下肢を心臓よりもやや高い位置に持ち上げる。
2	皮膚を押して素早く離す。
3	押した部分の皮膚の色が元に戻るまでに何秒かかるかを計測する。

毛細血管再充満時間の測定時は，暑すぎず寒すぎない常温がよい。低温環境では毛細血管再充満が遅延することがある。

毛細血管再充満の遅延（再充満時間が2秒を超える）の原因には以下がある。

- 脱水
- ショック
- 低体温症
- 冷温環境

小児がショック状態にあっても，毛細血管再充満時間は正常なこともある。例えば，敗血症性ショックの小児で毛細血管再充満時間が非常に速い（1秒未満）ことがある。

皮膚色および皮膚温

小児の皮膚色と皮膚温（および毛細血管再充満時間）の変化を経時的にモニターし，治療への反応を評価する。皮膚色は，体幹部，上腕，下肢で一様でなければならない。粘膜，爪床，手掌，足底は，ピンク色になっている必要がある。皮膚温は温かい必要がある。

血流量が低下した場合，一般に手足への影響が最初に現れ，冷感，蒼白，まだら模様，あるいはチアノーゼ（青みがかった，あるいはくすんだ色）を呈する場合がある。状態が悪化すると，上肢，下肢，体幹部の皮膚が冷たく色調不良になる。

パート 5

詳細と高度な情報

皮膚の色と温度を評価する際には, 小児の環境温度を考慮に入れる。低温環境では, 循環が良好でも小児の皮膚は冷たく, 色調不良になりうる。皮膚が冷感を伴ってまだら模様を呈するか, または蒼白になることがある。毛細血管再充満は特に手指, 足趾, 手足で遅延する。

皮膚温を評価するには, 手の甲を使用する。手の甲は手のひらよりも温度の変化に敏感である。手の甲を前腕または下肢にあてて末梢側から中枢側へ滑らせ, 皮膚温が冷感から温感に変化するポイントがあるかを確認する。皮膚温が冷感から温感に変化するこのポイントを経時的にモニターする。その変化により, 治療に対する小児の反応情報が得られる。この皮膚温が変化するポイントは, 小児が改善するにつれて, より末梢側へ移動する。

「皮膚の蒼白」,「まだら模様」,「チアノーゼ」は酸素供給不足を示す場合があるので, 慎重に評価する。

蒼白

「蒼白」つまり青白さとは, 皮膚あるいは粘膜が正常な色調を失っている状態である。蒼白の原因には以下がある

- 皮膚への血流量低下（冷感, ストレス, ショックなどによる）
- 赤血球数の減少（貧血）
- 皮膚色素の減少

蒼白は必ずしも異常であるとは限らず, 日照不足に起因する場合や先天性の場合もある。ただしその場合は, 皮膚が蒼白でも粘膜がピンクでなければならない。

判定と介入

口唇, 口内, 舌および眼瞼結膜を含め粘膜を観察する。粘膜, 手のひら, 足底が蒼白であれば, 他にショックの徴候がないか探すこと。

小児の皮膚が浅黒い場合や厚い場合は, 蒼白が検知されにくい。皮膚色の異常は小児の家族が気づくことが多い。粘膜の蒼白は貧血または循環不良（ショック）を強く示唆する。

まだら模様

「まだら模様」（斑点状の皮膚）とは, 不規則な斑状の皮膚の変色である。まだら模様がある場合, ある部分はピンクだが, 他は蒼白やチアノーゼである。まだら模様は以下の結果として起こりうる

- 皮膚色の変化
- 皮膚温の低下
- ショック（例：循環血液量減少性, 敗血症性）
- 血中酸素飽和度の低下（すなわち呼吸器系緊急事態）

一次評価：気道，呼吸，循環，神経学的評価，全身観察（ABCDE）

チアノーゼ

「チアノーゼ」とは，皮膚や粘膜が青く変色することである。血液は酸素で飽和すると鮮やかな赤色になり，酸素が少なくなると暗赤色，紫色，青色にさえなる。チアノーゼは，特に皮膚の浅黒い小児の場合には，皮膚よりも粘膜や爪床のほうが検知しやすいことがある。また，足底，鼻先，耳たぶにみられることもある。チアノーゼは，血流量低下（ショック，循環器系の問題），または血中酸素飽和度の低下（呼吸器系の緊急事態）によって生じることがある。ショックや血中酸素飽和度の減少によって，酸素を含んだ血液の皮膚への供給が不規則になる。重度のショックあるいは血中酸素飽和度の著しい減少は，いくつかの部位でチアノーゼを生じうる。

チアノーゼが見られた場合，中枢性か末梢性かを知ることは重要である。

チアノーゼのタイプ	部位	可能性のある原因
末梢	手足	血流量低下
中枢	粘膜	酸素飽和度の低下

いずれのタイプでもチアノーゼが認められた場合は，致死的な病状の徴候である可能性がある。

判定と介入

中枢性チアノーゼが起こった小児では，通常，酸素投与や換気補助などの緊急介入が必要である。

血圧

血圧を正確に測定するには，適切なサイズのカフを用いなければならない。カフは上腕中部の周囲径の約 40 %を覆うものを使用する。また，上腕の長さの少なくとも 50 %〜75 %を覆うものを使用する。

正常血圧

表 5 に年齢別の平均血圧値の標準的範囲を示す。心拍数と同様に血圧も正常範囲が広い。

表 5. 年齢別の典型的な血圧

年齢	収縮期血圧（mm Hg）*	拡張期血圧（mm Hg）*	平均動脈圧（mmHg）†
出生時（12 時間，＜ 1000 g）	39〜59	16〜36	28〜42‡
出生時（12 時間，3 kg）	60〜76	31〜45	48〜57
新生児（96 時間）	67〜84	35〜53	45〜60
乳児（1〜12 ヵ月）	72〜104	37〜56	50〜62
幼児（1〜2 歳）	86〜106	42〜63	49〜62
就学前小児（3〜5 歳）	89〜112	46〜72	58〜69
学童（6〜9 歳）	97〜115	57〜76	66〜72
思春期前（10〜12 歳）	102〜120	61〜80	71〜79
思春期（12〜15 歳）	110〜131	64〜83	73〜84

*1 歳以上の小児の収縮期血圧および拡張期血圧の範囲は，50 パーセンタイル内の標準的な身長（体重）の小児を想定したものである。
†1 歳以上の平均動脈血圧（拡張期血圧＋［収縮期血圧と拡張期血圧の差÷3］）は，身長の 50 パーセンタイルを想定したものである。
‡受胎後の週齢にほぼ等しい（5 mm Hg を加算してもよい）。
次の文献に基づいて再作成：Hazinski MF. Children are different. In: Hazinski MF, ed. *Nursing Care of the Critically Ill Child*. 3rd ed. St Louis, MO: Mosby; 2013:1-18, copyright Elsevier. 出典：Gemelli M, Manganaro R, Mamì C, De Luca F. Longitudinal study of blood pressure during the 1st year of life. *Eur J Pediatr*. 1990;149(5):318-320; Versmold HT, Kitterman JA, Phibbs RH, Gregory GA, Tooley WH. Aortic blood pressure during the first 12 hours of life in infants with birth weight 610 to 4,220 grams. *Pediatrics*. 1981;67(5):607-613; Haque IU, Zaritsky AL. Analysis of the evidence for the lower limit of systolic and mean arterial pressure in children. *Pediatr Crit Care Med*. 2007;8(2):138-144; and National High Blood Pressure Education Program Working Group on High Blood Pressure in Children and Adolescents. *The Fourth Report on the Diagnosis, Evaluation, and Treatment of High Blood Pressure in Children and Adolescents*. Bethesda, MD: National Heart, Lung, and Blood Institute; 2005. NIH publication 05-5267.

低血圧

低血圧は以下の収縮期血圧の閾値に基づき判定される（表 6）。

表 6. 収縮期血圧と年齢による低血圧の定義

年齢	収縮期血圧（mm Hg）
満期産の新生児（0〜28 日）	＜ 60
乳児（1〜12 ヵ月）	＜ 70
小児（1〜10 歳）（5 パーセンタイル値）	＜ 70 ＋（年齢× 2）（この値により，年齢相応の血圧の 5 パーセンタイル未満の収縮期血圧を推定する）*
小児（＞ 10 歳）	＜ 90

*この 5 パーセンタイルの値は，正常な小児のほぼ 5 ％を下回る小児の収縮期血圧である（つまり正常な小児の 95 ％にとって低血圧性ということになる）。

表に記載された血圧の閾値は，年齢相応の収縮期血圧の 5 パーセンタイル値をわずかに上回る収縮期血圧値を示しており，健常小児の 5 ％の正常血圧値と重なることに注意する。収縮期血圧がベースライン値から 10 mm Hg 低下した場合は，他にもショックの徴候がないか連続的評価を行う。

さらに，表に記載された閾値は，安静時の正常な小児を対象として確立された値であることにも留意する。外傷やストレスのある小児は，通常，血圧が高い。これらの小児で，低めから正常範囲内の血圧が見られたら，重篤な疾患や外傷の存在を示す場合がある。収縮期血圧がベースライン値から 10 mmHg 低下した場合は，他にもショックの徴候がないか連続的評価を行う。

詳細と高度な情報

小児の低血圧は，重度のショックの徴候である。ショック状態にある小児では，心拍数の増加（頻脈）と血管収縮（狭窄）により，しばらくは正常血圧に保たれる。

血液分布異常性ショック（敗血症性ショックなど）がある一部の患者（通常は年長の小児）は，過度の血管収縮よりも過度の血管拡張（弛緩及び拡大）による低血圧を呈することがある。このような小児では，皮膚が温かく，毛細血管再充満時間が短く，反跳脈が見られる。その他にも，意識レベルの低下，尿量の減少，低血圧などのショックの徴候が見られる場合もある。

頻拍と低血圧を伴う小児は状態が悪くなると心拍数が低下する。これは致死的な問題の徴候である。応援を呼ぶべきである。気道，呼吸，酸素化を補助する。小児は輸液ボーラス投与など循環に対する迅速な処置が必要である。

パート 5

循環器系の他の徴候

前述のように,小児の意識レベルは脳への血流量の評価に役立つ。意識レベルの評価の説明は,本パートで後述する「神経学的評価」の項を参照のこと。

尿量は腎臓への血流量を反映する。正常の尿量は適切な血流量と水分補給が必要である。正常尿量は年齢によって異なる。

年齢	正常尿量（mL/kg/時）
乳児と年少児	1.5〜2
年長小児と青少年	1

ショック状態の小児では,通常,腎臓への血流が低下し尿量が減少する。尿道カテーテルを挿入した最初の尿量は,大半が症状発現前に産生されていた可能性があるため,腎臓への血流を示す指標としては信頼できない。尿量の経時的増加は治療の奏効を示す指標として優れている。

神経学的評価

神経学的評価

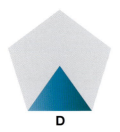

神経学的評価とは神経機能の迅速評価である。脳機能の臨床的徴候は全身血流と酸素供給の重要な徴候である。初期評価を得て一次評価を行うには,小児の意識レベル,筋緊張,対光反射を確認しなくてはならない。

突然あるいは重度の脳の酸素供給の低下は,意識レベルの低下,筋緊張の喪失,対光反射の低下をきたしうる。脳血流が突然低下するとけいれんを起こすこともある。脳への酸素供給の低下を示す以下の徴候がないか,小児をモニターする。

- 錯乱を伴う意識障害
- 過敏
- 惰眠
- 惰眠と交互に現れる興奮

これらの徴候は軽微であり,時間をかけて評価を繰り返すことで最もよく検出できる。

判定と介入

小児の意識レベルが低下するにつれ,過敏,興奮,不安から反応性の低下へと進展する。それらは小児の臨床状態の大切な手がかりとなる。

一次評価：気道，呼吸，循環，神経学的評価，全身観察（ABCDE）

正式な神経学的評価は一次評価の最後に実施することが多い。小児の神経症候の変化をモニターするため，神経学的評価を繰り返す。神経学的評価には以下のものを用いる。

- AVPU（意識清明［Alert］，声に反応［Responsive to Voice］，痛みに反応［Responsive to Pain］，意識なし［Unresponsive］）小児反応スケール
- 瞳孔対光反射
- 血糖検査

小児の神経症候の変化をモニターするため，必要ならば神経学的評価を繰り返す。

AVPU 小児反応スケール

大脳皮質機能を迅速に評価するためには，AVPU 小児反応スケールを用いる。このスケールは，小児の意識レベルを評価するシステムである。評価は 4 段階に分かれる。

Alert（意識清明）	小児が覚醒しており，活動的で，親や周囲の刺激に対して適切に反応する。「適切な反応」は，小児の年齢や置かれた状況を基に評価する。
Voice（声に反応）	小児が，あなたや両親が名前を呼んだり大きな声で話したときのみ反応する。
Painful（痛みに反応）	小児が，指関節部で胸骨をこする，鎖骨より上の首の筋肉をつねる，爪床を押すなどの痛み刺激にのみ反応する。
Unresponsive（意識なし）	小児がどのような刺激にも反応しない。

小児の意識レベルの低下の原因には，以下のものがある。

- 脳灌流量の低下（重度のショック，頭蓋内圧上昇（IICP）など）
- 脳損傷
- 脳炎，髄膜炎
- 低血糖
- 薬物の過量投与
- 低酸素血症
- 血中二酸化炭素レベルの上昇

判定と介入

小児の意識レベルが低下したり，突然刺激に対して反応しなくなった場合，応援を呼ぶ。必要に応じて迅速に気道，呼吸，循環を補助する。

対光反射

対光反射は，脳幹機能の指標として有用である。対光反射が異常（例，瞳孔が光に反応しない）なら，その小児は二次救命処置が必要である。

通常，瞳孔は光に対して俊敏に収縮し，暗い環境では散大する。対光反射を確認する際は明るい光を用いること。直接的な光刺激（懐中電灯を直接目に向けるなど）に対して瞳孔が収縮しない場合は，脳幹損傷の存在を疑う。一般に左右の瞳孔は同一径であるが，わずかな不整は正常である。瞳孔径または対光反射の不整は，眼外傷あるいは他の状態により生じる場合もある。

神経学的評価では，左右それぞれの眼について以下を記録する。

- 瞳孔径（mm）
- 瞳孔径の同，不同（左右差なし，右＞左，左＞右）
- 対光反射（光に対する反応速度，収縮時の瞳孔径）

PERRL（**P**upils **E**qual, **R**ound, **R**eactive to **L**ight：同円・対光反射正常な瞳孔）という略語は，対光反射が正常であることを示す。

血糖検査

いかなる重症の乳児あるいは小児についても血糖値を測定すべきである。血糖値が低い場合は意識障害などの徴候の原因となる可能性がある。迅速に判定し適切に治療しなければ脳損傷をきたしうる。血糖値は，ベッドサイド血糖検査を実施して評価する。

次に示すグルコース濃度の最低許容値を用いて低血糖を定義することができる。

年齢	コンセンサスを得た低血糖の定義（mg/dL）
早期産の新生児 満期産の新生児	＜ 45
乳児 小児 青少年	＜ 60

低血糖の認識と治療に関する詳細については，「パート10：ショックによる緊急事態の管理」を参照のこと。

全身観察

全身観察

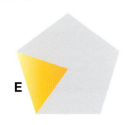

全身観察は，一次評価の最終要素である。重症の疾患や外傷のある小児の場合，小児の深部体温を測定すべきである。体幹と四肢に温度差がないか確認する。発熱の有無を判定する。発熱は感染症を示唆することがあり，その場合は抗生物質の早期投与が必要である。

焦点を絞った身体診察を実施できるように，重症の疾患や外傷のある小児の衣服を必要に応じて脱がせる。診察時には必要な部分のみ衣服を脱がせ，小児の顔面，体幹（前後），四肢，皮膚を慎重に観察する。診察中は，小児に不快感や肌寒さを感じさせないようにする。寒冷ストレスや低体温症を防止するため，必要であれば毛布を使用し，可能であれば加熱灯を使用する。

診察のこの部分で，発疹や外傷のエビデンスがないか調べる。点状出血や紫斑が見つかることもある。「点状出血」は，小さな赤い点状に現れる皮膚の出血である。「紫斑」は広い領域に現れる紫色の皮膚変色である。点状出血と紫斑は圧迫しても白くならない。皮膚の毛細血管や小血管からの出血によって生じ，重症感染，敗血症性ショック，または出血などの重症あるいは致死的な問題を示唆することが多い。さらに，その他の発疹の有無を調べる。発疹はショック（重度のアレルギー反応であるアナフィラキシーショックでの蕁麻疹など）を示唆する場合がある。

紫色の変色のタイプ	外見	可能性のある原因
点状出血	小さな点々	・血小板減少 ・感染
紫斑	より大きな斑点	・重症感染あるいは敗血症性ショック

偶発的に生じたとはいえない外傷を示唆する損傷，出血，熱傷，あるいは不自然な打撲創などがないか調べる。そのような外傷の徴候としては，治癒の状態が異なる（新旧混在した）挫創（あざ），小児の病歴と相関のない外傷などが挙げられる。受傷から受診までの遅延も徴候のひとつである。

小児の頭部または頸部の損傷が疑われる場合，頭頸部の動きを最小にする。四肢を触診し，小児の反応に注意する。明らかな圧痛があれば，その部位は受傷している可能性がある。必要に応じてその四肢を固定する。

致死的な状態に注意を払う

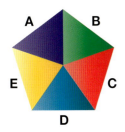

評価している際に致死的な問題を見つけた場合はいつでも応援を呼ぶ。また，小児の気道，呼吸，循環を補助する。致死的な状態の徴候には，以下のものがある。

気道（Airway）	完全な気道閉塞または重度の気道閉塞
呼吸（Breathing）	呼吸停止，徐呼吸，呼吸数の極端な増加，呼吸仕事量の著明な増加または不十分な呼吸仕事量
循環（Circulation）	脈拍の触知不能，循環不良の徴候，低血圧，徐脈
神経学的評価（Disability）	反応なし，意識レベルの低下
全身観察（Exposure）	著明な低体温，著明な失血，点状出血あるいは紫斑

詳細と高度な情報

以下の環境では，実際の医療環境で適応があれば，救急対応システムに出動を要請し，救命処置を開始する。

- 小児が致死的な状態にある場合
- 確信が持てない場合，または「何か様子がおかしい」と感じた場合

パート 5

小児に致死的な問題がない場合,高度プロバイダーは二次評価を行い診断的評価をオーダーする。これらの詳細については『小児二次救命処置(PALS)プロバイダーマニュアル』で論ずる。

二次評価

概要　二次評価は焦点を絞った病歴聴取と身体診察から得られる。焦点を絞った病歴聴取の項目は,「SAMPLE」という頭文字で覚えるとよい。

- 自他覚症状(**S**igns and Symptoms)
- アレルギー(**A**llergies)
- 薬物(**M**edications)
- 病歴(**P**ast medical history)
- 最後の食事(**L**ast meal)
- イベント(**E**vents leading to presentation)

二次評価の詳細については,『PALS プロバイダーマニュアル』を参照のこと。

診断的評価

概要　診断的評価には,小児の傷病の原因の検出およびその重症度の判定に役立つ,臨床評価,放射線評価,その他の評価が含まれる。評価は小児の状況に応じて実施される。個々の評価の詳細については,『PALS プロバイダーマニュアル』を参照のこと。

パート 6

呼吸器系緊急事態の判定

はじめに

乳児および小児では，呼吸器系緊急事態が急速に呼吸不全へと進行し，最終的には心停止に至る可能性がある。早期介入ができれば，良好な転帰（神経学的後遺症のない生存退院）が得られる可能性が高い。いったん小児が心停止に陥ると，一般にその転帰は不良である。

最初に，小児が呼吸をしているかどうかを判断する。

状況	処置
呼吸していない，または死戦期呼吸のみ	ただちに人工呼吸またはCPRを開始する
呼吸をしている	情報を集め，以下を判定する • 呼吸障害ではない • 軽度の呼吸障害 • 重度の呼吸障害

判定と介入

呼吸器系緊急事態を早期に判定し管理することにより，転帰を大幅に改善することができる。

学習目標

このパートの終了時に，以下のことができるようになること。

- 小児における体系的なアプローチによって重症の疾患や外傷のある小児を評価する

コースの準備

重症の疾患や外傷のある小児を診療する際には，A（気道）とB（呼吸）の体系的評価が不可欠である。本パートを学ぶ際には，付録やPEARSポケットリファレンスカードの「小児における体系的なアプローチアルゴリズム」を参照する。

呼吸器系緊急事態の判定

気道や呼吸を評価した後、呼吸器系緊急事態のタイプと重症度を判定する必要がある。この判定によって最善の処置を実施することができる。

判定と介入

重篤な呼吸障害の認識と適切な治療の開始が早期であればあるほど、良好な予後が得られる可能性が高くなる。

呼吸器系緊急事態における酸素化と換気の悪化

軽度および重度の呼吸障害を認識するには、呼吸器系緊急事態におけるいくつかの基本的な要素について理解しておくと役に立つ。ここでは呼吸器系緊急事態の中でも、酸素化と換気の悪化について述べる。

呼吸器系の機能

呼吸とは、換気と酸素化を組み合わせた機能である。換気とは、肺から空気を出し入れする機械的作用である。酸素化は、細胞内で使用される酸素分子を吸収する肺の機能である。小児が効果的に呼吸をするには、換気と酸素化の両方が適切でなければならない。

吸気時に酸素が肺に取り込まれ、肺胞から血液中に移動して赤血球中のヘモグロビンと結合し、体内に運搬される。このプロセスは「酸素化」と呼ばれる。二酸化炭素は血液中から肺胞に移動し、呼気時に体外に排出される。

時には、換気補助を組み合わせた酸素供給が必要になることがある。酸素化が効果的に行われていない場合、意識障害が生じたり、呼吸仕事量が著しく増加するか不十分になる。例えば、呼吸数が1分あたり6回の小児に高流量酸素を投与すると酸素化は行われるが、換気は不十分なため、効果的な呼吸にならない。

急性の呼吸器系緊急事態は気道、肺組織、神経筋疾患のどれが原因でも起きうる。緊急事態が生じると、血液中の酸素飽和度低下（低酸素血症）か高二酸化炭素血症（換気不良）、または両方になりうる。

乳児および小児は代謝率が高いため、成人と比べて体重1kgあたりの酸素需要量が多い。

呼吸器系緊急事態により以下が生じる可能性がある。

状態	説明
低酸素血症	動脈血酸素飽和度の低下
高炭酸ガス血症	不適切な換気に伴う血中二酸化炭素レベルの上昇
低酸素血症と高炭酸ガス血症	酸素飽和度の低下と二酸化炭素レベルの上昇
低酸素症	組織および臓器の不十分な酸素化。呼吸器系緊急事態、ショック、心停止が原因となりうる。

呼吸器系緊急事態の判定

酸素飽和度の低下（低酸素血症）

酸素飽和度が低下した状態は「低酸素血症」と呼ばれる。低酸素血症があると，酸素に対するヘモグロビン飽和度（「酸素飽和度」と呼ばれることが多い）は低値となる。通常，動脈血のヘモグロビンはほぼ酸素と飽和（95〜100 %）している。低酸素飽和度はパルスオキシメータで検知できる。

判定と介入

室内気呼吸下にある小児の酸素飽和度が 94 %未満である場合，低酸素血症が示唆される。

多くの小児で，低酸素血症は組織および臓器の低酸素を招く（低酸素症）。これによって小児の状態が急激に悪化するおそれがある。低酸素血症は組織低酸素症をきたす唯一の原因である。重症の疾患や外傷のある小児では低酸素血症の徴候に注意して観察すべきである。

早期に現れる低酸素症の徴候	晩期早期に現れる低酸素症の徴候
呼吸数増加（頻呼吸）	呼吸数低下（徐呼吸），不十分な呼吸努力，無呼吸
呼吸努力増加：鼻翼呼吸，陥没呼吸	呼吸努力増加：頭部の上下首振り，シーソー呼吸，呻吟
頻拍	徐脈
蒼白	まだら模様，チアノーゼ
興奮，不安	意識レベルの低下

判定と介入

低酸素症は，乳児および小児において徐脈の最も一般的な原因である。呼吸障害または循環不良がある小児に徐脈が認められる場合には，心停止が迫っている可能性がある。徐脈が生じる場合は，大声で応援を呼び，100 %酸素のバッグマスク換気により気道，酸素化，換気の補助を行う。酸素化と換気の補助をしても心拍数が 1 分あたり 60 回未満の状態が持続し，循環不良の徴候が見られる場合には，胸骨圧迫と人工呼吸（CPR）を行う。低酸素性徐脈の効果的な治療により，心停止を防止できる可能性がある。

詳細と高度な情報

低酸素飽和度の小児（例えばチアノーゼ性心疾患）では，血中酸素飽和度が低下していても（低酸素血症），組織に十分な酸素が供給されることがある。こうした小児では通常，ヘモグロビン濃度が正常よりも高くなり，血液の酸素運搬能は増加している。十分な酸素運搬能を維持するには，適切な心機能，血流，ヘモグロビン濃度が必須である。

不十分な換気 （高炭酸ガス血症）	小児の換気が不適切な場合，血液中の二酸化炭素レベルは高値となる。この状態を「高炭酸ガス血症」という。高炭酸ガス血症の原因には以下のものがある。 • 減少した，あるいは不適切な呼吸努力 • 気道閉塞（上気道または下気道） • 肺組織疾患
判定と介入	高炭酸ガス血症を検知することは低酸素血症の検知に比べて単純ではない。低酸素血症はパルスオキシメータを用いて血中の酸素飽和度を測定することで容易に評価できる。しかし，パルスオキシメータは血中の二酸化炭素量を測定できない。さらに，高炭酸ガス血症の臨床症状の多くは低酸素血症の徴候と同じである。小児の血中二酸化炭素濃度が高いことを診断する一つの手段は，血液を採取して血液ガス分析を行うことである。また，二酸化炭素濃度は呼気終末二酸化炭素モニターを用いることで間接的に評価することもできる。

不十分な換気（高炭酸ガス血症）を疑うとき

意識レベル低下は，小児の換気が不十分であることを示す重要な手がかりである。酸素投与により低酸素血症が是正されても小児の意識レベルが低下した場合は，二酸化炭素レベルが上昇していることを示していることがある。高炭酸ガス血症の悪化とともに，意識レベルは易刺激性や興奮または不安から反応低下に進展することがあるため，ただちに応援を呼ぶこと。

呼吸器系緊急事態のタイプの判定

評価によって得られた情報をもとに，呼吸器系緊急事態を以下の4つのタイプのうち1つとして判定する。

- 上気道閉塞
- 下気道閉塞
- 肺組織疾患
- 呼吸調節の障害

呼吸器系緊急事態は，常に単独で起こるとは限らない。小児の呼吸器系緊急事態の原因が1つであるとは限らない。例えば，頭部外傷により呼吸調節に障害をきたし，その後肺炎（肺組織疾患）を発症する場合がある。

上気道閉塞

上気道の閉塞とは，鼻腔，咽頭，喉頭または気管上部における閉塞である。閉塞は軽度のものから重度のものまでさまざまである。乳児や小児では，さまざまな要因により気道閉塞をきたす。

- 小児の舌は口腔や喉に比べて大きい。舌が上気道閉塞の原因となることも多く，特に意識レベルが低下した小児が仰向けに寝かされている際に顕著である。
- 乳児の頭部は体に占める割合が大きい。乳児が平らな面に仰向けに寝かされている場合，頸部の屈曲をきたしやすい。これも舌による上気道閉塞の要因である。
- 乳児や年少の小児は上気道が狭いため，特に閉塞を起こしやすい。感染，炎症，または外傷により，気道，鼻腔，咽頭，喉頭部に分泌物や血液が溜まり，気道閉塞をきたす可能性がある。

呼吸器系緊急事態の判定

上気道閉塞の原因　上気道閉塞の一般的な原因にはクループ，アナフィラキシー（重度のアレルギー反応），異物誤嚥や感染症がある。また，上気道閉塞は薬物治療や医療処置によって生じる場合もある。例えば，気管挿管による組織の損傷または腫脹の結果として声門下狭窄が生じることがある。

上気道閉塞の徴候　上気道閉塞の徴候には，呼吸数の増加（軽微であることが多い）と呼吸努力の増加（例えば吸気時陥没呼吸や鼻翼呼吸）が含まれる。これらの徴候は呼吸時に最も顕在化する。徴候には以下のようなものがある。

上気道閉塞の徴候
• 呼吸数および呼吸努力の増加（陥没呼吸や鼻翼呼吸など） • 気流の低下 • 喘鳴（通常は吸気性） • 犬吠様咳嗽 • 嗄声 • いびきまたはゴロゴロ音

特に乳児や年少の小児では，呼吸努力，胸郭拡張や気流が急速に変化する場合がある。肺音や気道音は気流に応じて変化する。軽度の気道閉塞をきたしている乳児・小児は急速に重度の気道閉塞に進行する場合がある。気道閉塞が重度の場合，気流が減少する。吸気時陥没呼吸や呼吸努力が増加するが，吸気時の呼吸音は静かになり，やがて消失する。聴診器でも気流がほとんどあるいは全く聴取できなくなる。重度の上気道閉塞をきたしている小児では，その他の徴候として流涎，過度の興奮，シーソー呼吸，低酸素血症やチアノーゼが認められる場合がある。

下気道閉塞

下気道閉塞とは，気管下部，気管支または細気管支の閉塞である。

下気道閉塞の原因　下気道閉塞の一般的な原因には以下のものがある。

- 喘息
- 細気管支炎

下気道閉塞の徴候　下気道閉塞の徴候には一般的に呼吸数と呼吸努力の増加が認められる。これらの徴候は呼気時に最も顕在化する。徴候には以下のようなものがある。

下気道閉塞の徴候
• 呼吸数および呼吸努力の増加（陥没呼吸や鼻翼呼吸など） • 気流の低下 • 呼気の延長（呼気は受動的（正常）でなく能動的（異常）になる） • 喘鳴（一般的に呼気時に顕著だが，吸気時と呼気時の両方で聴取できる場合もある。吸気性喘鳴のみは一般的ではない）

患児の下気道閉塞が重度になると，重い陥没呼吸に進展する場合がある。著しい下気道閉塞がある場合，気流が減少するため，呼気性喘鳴が消失し，やがて消失する。これは，重症喘息の小児では危険な所見である。患児はさらに興奮することがある。低酸素血症が進行した場合，患児にチアノーゼや嗜眠といった徴候が認められるようになる場合がある。

肺組織疾患

「肺組織疾患」は肺の機能に影響を及ぼす一連の問題を指す。肺組織疾患では，肺胞および肺の末梢気道は虚脱するか，液体によって満たされる。酸素が肺胞から血液に効果的に移動できないため，肺組織疾患に罹患した小児では血液中の酸素飽和度が低下する。重度の肺組織疾患の場合は，換気も減少する。このため，血中二酸化炭素レベルは上昇する。

肺組織疾患の原因

肺組織疾患にはいくつかの原因がある。

- 肺炎：細菌性，ウイルス性，真菌性，化学性
- うっ血性心不全や組織への液体流出による肺への液体貯留（例えば敗血症，急性呼吸窮迫症候群）
- 外傷（例えば胸部および肺の損傷）
- アレルギー反応
- 毒物

肺組織疾患の徴候

肺組織疾患の徴候は，以下に示すとおりである。

肺組織疾患の徴候
• 呼吸回数の増加（多くの場合は著明） • 呼吸努力の増加（特に吸気時） • 気流の低下 • 呻吟 • ラ音 • 頭部の上下首振り

肺組織疾患では一般に酸素飽和度低値を呈するが，酸素投与単独には反応しない場合がある。他の高度な治療（例えば気管挿管，機械的換気）を必要とする可能性がある。

呼吸調節の障害

呼吸調節の障害は，異常な呼吸パターンを示す。これは「不規則な」呼吸パターンである。患児は正常もしくは早い呼吸回数と，徐呼吸や無呼吸の期間が交互に現れる。徴候には，不十分な呼吸数や呼吸努力，あるいはその両方が含まれる。親が「呼吸がおかしい」と告げることが多い。この状態は神経学的障害により引き起こされることが多いが，鎮静薬の投与，中毒，または薬物の過量投与が原因となることもある。

呼吸器系緊急事態の判定

呼吸調節障害の原因

呼吸調節障害の一般的な原因には，以下が含まれる。

- 外傷，脳腫瘍，感染症や水頭症による頭蓋内圧亢進（脳浮腫）
- けいれん発作
- 中毒または過量投与
- 神経筋疾患

頭蓋内圧亢進

頭蓋内圧亢進（ICP）は脳を侵すさまざまな状態と関連する。これには炎症，感染症，出血，外傷，腫瘍，脳周囲の液体貯留が含まれる。

不規則な呼吸パターンは，頭蓋内圧亢進の徴候の1つである場合がある。不規則な呼吸や無呼吸，血圧上昇，徐脈の組み合わせは頭蓋内圧が生命の危険を脅かすところまで上昇していることを示唆する所見である。しかし，頭蓋内圧亢進の小児では，不規則な呼吸と血圧上昇に加えて，徐脈よりも頻脈を呈することが多い。

中毒または薬物の過量投与

中毒または薬物過量投与による重度の呼吸障害の原因として最も一般的なものの1つは呼吸調節の障害である。呼吸筋の筋力低下や麻痺はそれほど一般的な原因ではない。

このような状況の呼吸障害では，以下の合併症がよくみられる。

- 上気道閉塞
- 呼吸回数，呼吸努力の低下
- 酸素飽和度の低下
- 不十分な換気（二酸化炭素レベルの上昇）
- 胃内容物や口腔内分泌物の誤嚥

神経筋疾患

慢性の神経筋疾患は呼吸筋に影響を及ぼす。罹患した小児は一般的に極端に浅い呼吸で，強い咳をすることができない。その結果，重症であるにも関わらず，陥没呼吸や呼吸努力の増加といった呼吸器疾患の一般的な徴候が欠することがある。これらの小児は，分泌物のクリアランス低下，末梢気道や肺胞（肺組織）の虚脱，硬い肺や肺炎といった合併症を起こす可能性がある。

呼吸調節障害の徴候

呼吸調節の障害の徴候としては，以下のものが挙げられる。

呼吸調節障害の徴候
- 気流は正常か，または低下 - 不十分な呼吸努力による浅い呼吸（低酸素血症および高炭酸ガス血症に至ることが多い） - 変動する呼吸努力 - 変動的または不規則な呼吸数と呼吸パターン（多くの場合，頻呼吸と徐呼吸が交互に現れる） - 中枢性無呼吸（呼吸努力がまったくない無呼吸）

浅い呼吸は不十分な酸素化や換気，もしくはその両方に至ることが多い。呼吸調節障害は通常，脳機能を阻害する状態によって引き起こされる。このため，呼吸調節障害を罹患した小児は意識レベルが低下していることが多い。

呼吸器系緊急事態の重症度の判定

呼吸障害は呼吸数や呼吸努力の異常を特徴とする臨床状態である。呼吸数は不規則な場合，速い場合，遅い場合があり，無呼吸を呈する場合もある。呼吸努力は増加する（例えば鼻翼呼吸，陥没呼吸）こともあれば，不十分になること（例えば無呼吸，弱い啼泣もしくは咳嗽）もある。

呼吸障害状態の小児では，胸の膨らみ方や気流，肺や気道の音，酸素飽和度，皮膚色や意識レベルに変化が認められる場合がある。

呼吸障害は軽度のものから重度のものまでさまざまある。重度の呼吸障害は呼吸不全を示唆する場合がある。重度の呼吸障害状態の小児には迅速な介入が必要である。

軽度の呼吸障害の徴候

軽度から中等度の呼吸障害の徴候は，重症度が異なる。徴候には，以下が含まれる。

- 呼吸数増加
- 呼吸努力の増加（鼻翼呼吸，陥没呼吸など）
- 異常な気道や肺音（例えば吸気性喘鳴，呻吟，呼気性喘鳴）
- 頻拍
- 蒼白，皮膚冷感
- 意識レベルの変化

重度の呼吸障害

「重度の呼吸障害」とは，不十分な呼吸努力，呼吸努力の過度の増加，高流量酸素投与に反応しない酸素飽和度の低下と定義される。重度の呼吸障害を抱える小児が改善しないか悪化する場合，重度の呼吸障害が存在する可能性が高い。小児が疲労する，もしくは呼吸機能や呼吸努力が低下すると，重度の呼吸障害の徴候があらわれる。以下に示す重度の呼吸障害の徴候に注意すること。

重度の呼吸障害の徴候
以下のうち1つ以上がみられる - 呼吸数が非常に高いまたは不十分 - 呼吸努力が著明または不十分 - 高流量酸素を投与しても酸素飽和度が低い - 徐脈（良くない徴候） - チアノーゼ - 意識レベルの低下

重度の呼吸障害の小児において，呼吸努力が増加せずむしろ正常または減少する場合がある。これは，呼吸調節障害の患児で認められる場合がある。呼吸努力が不十分である場合，呼吸障害の典型的な徴候が無くても重度の呼吸障害が起こる場合がある。

臨床所見に基づいて，患児の状態を重度の呼吸障害と判定する場合がある。この場合，各種検査によって呼吸不全であることを確認すること。

呼吸器系緊急事態の判定

 判定と介入

重度の呼吸障害の小児が迅速に快方に向かわない場合,心停止が切迫しているということに注意する。不十分な換気,高流量の酸素投与にもかかわらず低酸素血症,または循環不良を伴う徐脈が起きる場合は,100％酸素によるバッグマスク換気を開始する。呼吸停止や心停止を防ぐために迅速に介入しなければならない。

パート 6

パート 7

呼吸器系緊急事態の管理

概要

小児では，心停止に先行して呼吸器系緊急事態があることが多い。小児の呼吸障害が軽度か重度かを判断するのは非常に難しい場合がある。小児の呼吸障害は，急速に悪化する可能性がある。そのため，どういう介入をするかを判断するにあたって，いたずらに費やす時間はほとんどない。

判定と介入

重度の呼吸障害をただちに治療することができれば，小児の生存の可能性は高まる。呼吸停止が心停止にまで進行すると，その転帰は不良であることが多い。最善の転帰をもたらすためには，呼吸器系緊急事態と判定したら，迅速に対応しなければならない。

本パートでは軽度もしくは重度の呼吸障害の小児に対する介入を考察している。

学習目標

このパートの終了時に，以下のことができるようになること。

- 心停止，呼吸障害，またはショックを伴う小児を含む，重症の疾患や外傷のある小児の初期の安定化を実施する*

*心停止およびショックについては，このプロバイダーマニュアルの別の項目にて説明する。

コースの準備

呼吸器系緊急事態の管理は，疾患や外傷のある小児を治療する際の基本となるスキルである。重度の呼吸器系緊急事態に対処することで心停止を防ぐことができる可能性があるため，小児患者の予後を改善させる上での重要な意味を持つ。このコースでは，呼吸器系緊急事態への適切な介入が何か，ということも含めて，ケースディスカッションに積極的に参加することが求められる。この章を学習する際には，巻末の付録の「小児の呼吸器系緊急事態の管理フローチャート」または PEARS ポケットリファレンスカードを傍らにおいて参考にすること。

パート 7

呼吸障害の管理

軽度または重度の呼吸障害の小児への初期管理における最優先の目的は，酸素化と換気を補助するか，または十分に回復させることにある。気道と呼吸の「評価」を行い，呼吸器系緊急事態のタイプと重症度を「判定」し，「介入」によって酸素化と換気を補助する。その後，「評価－判定－介入」の手順を繰り返し，次にやるべきことの優先順位をつける。

小児が呼吸停止である（呼吸していない）場合には，問題をただちに判定して人工呼吸を開始しなければならない。

人工呼吸

呼吸停止

呼吸停止の小児は，息をしていない（無呼吸）か有効な呼吸をしていないが，中枢脈拍は触知可能である。プロバイダーは，心停止になることを防ぐために，人工呼吸をしなければならない。

人工呼吸

人工呼吸のガイドラインは，次の通りである。

乳児および小児の人工呼吸
• 人工呼吸を 12～20 回/分（約 3～5 秒ごとに 1 回の呼気吹込み）で行う • 1 秒以上かけて呼気を吹き込む • 人工呼吸を行うたびに胸郭の上昇を確認する • 約 2 分ごとに脈拍をチェックする • できるだけ早く酸素を使用する

判定と介入

いずれかの時点で致死的な問題を判定した場合は，ただちに適切な介入を開始する。実際の診療環境で適応があれば，救急対応システムに出動を要請する。

呼吸障害の初期管理

軽度または重度の呼吸障害の小児に対する初期管理には，表 7 に示す介入の一部または全てが含まれる。処置内容はプロバイダーの業務範囲と地域のプロトコールに基づく。呼吸器系緊急事態のタイプを判定するために情報を集めるのと並行して，初期介入をしていくことになる。

呼吸器系緊急事態の管理

判定と介入

重度の呼吸障害の乳児または小児を治療するときには，応援を呼ぶか，専門の医師に相談すること。

表 7. 呼吸障害の初期管理

評価	介入（必要に応じて）
Airway（気道）	• 気道開通を補助する（小児に楽な体位をとらせる），または気道を確保する体位にする（用手による気道確保を行う）。 　– 頸椎損傷が疑われる場合は，頭部を後屈させない下顎挙上法を用いて気道を開通させる。 　– 上記の方法で気道が確保できない場合は，頭部後屈－あご先挙上法または頸部を後屈させる下顎挙上法を使用する。気道閉塞がある場合，気道の開通を優先すること。 • 気道の障害物を除去する（鼻腔内および口腔内の吸引，目に見える異物の除去など）。 • 適応があれば口咽頭エアウェイを挿入する。
Breathing（呼吸）	• パルスオキシメータにより，酸素化を評価・モニターする。 • 呼吸数・呼吸努力・聴診により，換気を評価・モニターする。 • 必要に応じて，換気を補助する（バッグマスク換気など）。 • 酸素を投与する。可能であれば加湿酸素を投与する。重度の呼吸障害患者には高流量酸素供給システムを用いる。 • 必要に応じて，薬を投与する（サルブタモール，アドレナリン噴霧吸入など）。
Circulation（循環）	• 心拍数をモニターする（パルスオキシメータが脈拍数を継続的にモニター表示できる機能を搭載している場合がある。心拍数との一致でパルスオキシメータの値の信頼性を裏付ける）。 • 意識レベルをモニターする。 • 全身循環をモニターする。ショックの徴候が現れた場合は，専門の医師に相談し，血管確保の準備をする。

判定と介入

「評価－判定－介入」の手順を常に念頭に置き，頻回に再評価を行うこと。

パート 7

呼吸器系緊急事態のタイプに応じた介入

小児の呼吸障害のタイプと重症度の判定により,適切な介入ができるようになる。このパートでは,呼吸器系緊急事態の 4 つのタイプのそれぞれに対する介入方法について論じる。

- 上気道閉塞
- 下気道閉塞
- 肺組織疾患
- 呼吸調節の障害

上気道閉塞の管理

上気道閉塞では,大口径の気道が塞がれている。大口径の気道には,鼻腔,咽頭,喉頭部,気管上部が含まれる。閉塞の程度は,軽度なものから重篤なものまで多岐にわたる。詳細についてはパート 6 の「上気道閉塞」を参照のこと。

上気道閉塞の一般的な管理

上気道閉塞の一般的な管理には,表 7 に示す初期介入が含まれる。付加的な処置は,閉塞の解除に重点を置いている。これらの処置には,以下も含まれる場合がある。

- 小児の体位を整える。
  - 小児に楽な姿勢をとらせる。
  - 小児の意識レベルが低下しているときは,気道を確保するために側臥位にする。
- 気道を塞いでいる異物が視認できる場合は,異物を除去する。
- 口腔内または鼻腔内(あるいは両方)を吸引する。
- アドレナリン噴霧吸入のような薬を使って,気道の腫脹を軽減させる。
- 小児が泣き叫ぶと上気道閉塞が悪化するため,不必要に興奮させないようにする。

気道に血液や分泌物があれば吸引する。ただし,上気道腫脹の原因が感染(クループなど)の場合には注意が必要である。腫脹が見られる場合は,吸引によって重度の咳嗽反射や喉頭痙攣を誘発するおそれがあり,閉塞が悪化する可能性がある。さらに吸引によって小児の興奮が高まり,呼吸障害が悪化することがある。代わりに,乳児または小児に楽な体位をとらせる。上気道の腫脹がある場合には,アドレナリン噴霧吸入を行う。

もし重症の上気道閉塞の徴候を認めたら,ただちに専門家の応援を呼ぶ。気道を確保するには,気道管理に関するスキルが高度であり経験が豊富であるプロバイダーが必要となる可能性がある。重症の上気道閉塞を積極的に治療できなければ,呼吸停止・心停止に至るおそれがある。

上気道閉塞が中等度または軽度(重度ではない)場合は,口咽頭エアウェイ(OPA)のような気道補助用具を使うことによって改善する可能性がある。患者が意識不明で咽頭反射がない場合のみ,OPA を使用する。意識のある小児では,OPA は咽頭反射を誘発して嘔吐を起こすことがある。

上気道閉塞の原因に応じた特異的な処置介入

特異的な原因による上気道閉塞には，特異的な介入が必要である。本項では，以下に起因する上気道閉塞の介入について説明する。

- クループ
- アナフィラキシー（重度のアレルギー反応）
- 異物による気道閉塞

クループの処置介入　重症度の評価に応じて，クループへの介入方法を決めること。クループの徴候は，軽度から重度に進行する可能性がある。

クループの徴候	
軽度	重度
散発的な犬吠様咳嗽 →	頻回の犬吠様咳嗽
安静時に吸気性喘鳴はほとんどあるいはまったくなし →	容易に聞き取れる吸気性喘鳴／時に呼気相にも喘鳴
陥没呼吸は軽度またはなし →	著明な陥没呼吸
興奮はほとんどあるいはまったくなし →	著しい興奮
肺の聴診で，末梢まで空気の流入良好 →	肺の聴診で空気流入の低下
正常な酸素飽和度 →	酸素飽和度の低下（低酸素血症）

クループの処置介入	
軽度	重度
呼吸障害が重篤化しないか，小児の徴候を評価し続ける →	• 応援を呼ぶ • 絶食とする
パルスオキシメータにより酸素飽和度を測定する →	• 高流量酸素を投与する • バッグマスク器具による換気補助ができるように用意する
アドレナリン噴霧吸入を考慮する →	アドレナリンの噴霧吸入を行う*
ステロイド（デキサメサゾンなど）の投与を考慮する →	ステロイド（デキサメサゾンなど）を投与する

*アドレナリン投与後には，最低でも2時間は経過を観察する。「リバウンド」（喘鳴の再発）や呼吸障害の増悪が見られることがあるので。

アナフィラキシー（重度のアレルギー反応）への介入

「アナフィラキシー」は緊急治療を必要とする重篤なアレルギー反応である。アレルギー反応が軽度なのか重度（アナフィラキシー）なのかを判定できなければならない。

軽度のアレルギー反応

軽度のアレルギー反応は以下の徴候が見られる。

- 鼻づまり，くしゃみ，眼の周りの痒み
- 皮膚・粘膜の痒み
- 赤く盛り上がる皮疹（蕁麻疹）

軽度のアレルギー反応への介入

- 応援を呼ぶ。
- 小児か保育者にアレルギーまたはアナフィラキシーの既往がないかどうかを尋ねる。医療情報を記載したブレスレットやネックレスを着用していないか探す。
- 抗ヒスタミン薬の経口投与を考慮する。

重度のアレルギー反応（アナフィラキシー）

重度のアレルギー反応は以下の徴候が見られる。

- 呼吸困難
- 口唇，舌，顔面の腫脹
- ショックの徴候

呼吸障害に対する一般的な介入（表7）に加えて，重度のアレルギー反応（アナフィラキシー）に対して使用できる特異的な介入は以下に示すとおりである。

重度のアレルギー反応への特異的介入

- 応援を呼ぶ／緊急対応システムに通報する。
- アドレナリン自己注射器を用いて筋注する*（体重が30 kg未満であれば，小児用量を用いる。体重が30 kg以上であれば，成人用量を用いる）。
- アナフィラキシー（重度のアレルギー反応）による中等度〜重度の気道閉塞を呈する小児に対して最初に行う最も重要な介入は，アドレナリン筋注である。
- 呼気性喘鳴があれば，定量噴霧式吸入器または噴霧器によりサルブタモールを投与する。
- 重度の呼吸障害の場合は，さらなる気道の膨張に備えて，熟達したプロバイダーによる気管挿管の準備をしておく。
- 低血圧が見られる場合，5〜20分かけて等張晶質液（生理食塩液または乳酸リンゲル液など）20 mL/kgをボーラス静注する。ボーラス静注の投与中および投与後は心肺再評価を慎重かつ頻回に実施する。必要に応じて反復投与。

*いくつかの州や地域のプロトコールでは，救助者は，小児がアドレナリン自己注射器を使うのを手助けしてよいことになっている。アドレナリン自己注射器を携帯している小児は，いつどのようにこれを使うのかを知っているのが普通である。州の法律や地域のプロトコールで認可されている場合，小児がアドレナリンを筋注するのを手助けして良い。

呼吸器系緊急事態の管理

気道異物による気道閉塞（FBAO）への介入

呼吸障害に対する一般的な介入（表7）に加えて，異物による気道閉塞に対して使用できる特異的な介入は以下に示すとおりである。

異物による気道閉塞の意識（反応）がある患児への介入	
乳児 （1歳未満）	**小児** （1歳～青少年[思春期]）
1. 重篤な上気道閉塞であることを確認する。突然の重度呼吸困難の発生，異物が吐き出せない，あるいは空咳，弱々しいまたは無音の泣き声といった現象がないかチェックする。 2. 5回の背部叩打と5回の胸部突き上げを行う。 3. 異物が排出されるか，傷病児の反応がなくなるまで手順2を繰り返す。	1. 「喉が詰まったの？」と尋ねる。 2. 小児に，自分が救助することを伝える。腹部突き上げ法（ハイムリッヒ法）を実施する。 3. 気道から異物が排出されるか，または反応がなくなるまで腹部突き上げ法を繰り返す。
反応がない傷病児	
1. 緊急対応システムに通報するよう他の人に依頼する。 2. 患児を床に横たえる。患児に反応がなく，かつ呼吸がないまたは死戦期呼吸のみの場合は，CPRを開始する（脈拍チェックはしない）。 3. 気道を確保して人工呼吸を行うたびに，口の中を点検する。異物が見えており，容易に取り除けるようなら，それを取り除く。 4. CPRを5サイクルまたは約2分間行う*。救助者が自分1人しかおらず，携帯電話を持っていない場合は，救急対応システムに通報してAEDを取りに行く。患児の元に戻り，熟練したプロバイダーの応援が来るまで，CPRを継続してAEDを使用する。	

* 異物による気道閉塞のある小児へのCPR時にバッグマスク器具を使用した効果的な換気の供給が困難な場合がある。2人の救助者によるバッグマスク換気法を考慮する。

下気道閉塞の管理

下気道閉塞では，小口径の気道が狭窄または閉塞している。小口径の気道には，気道下部，気管支と細気管支が含まれる。閉塞の程度は，軽度なものから重篤なものまで多岐にわたる。詳細についてはパート6の「下気道閉塞」を参照のこと。

下気道閉塞の一般的な管理

呼吸障害に対する一般的な介入（表7）に加えて，下気道閉塞の一般的な管理は以下に示すとおりである。

- 充分な酸素化を補助する。
- 必要に応じて，吸入薬（サルブタモール，アドレナリンなど）を投与する。
- 重度の呼吸障害の場合，専門医に相談し，必要に応じて，バッグマスク器具による換気の補助をできるように準備しておく。

重度の呼吸障害を呈する小児における最優先事項は，十分な酸素化と換気の回復である。

下気道閉塞の小児にバッグマスク換気が必要なときには，推奨呼吸数の下限域で効果的な換気を行う。少ない換気回数にすれば，呼気に十分な時間をかけることができる。そうすると，呼気終末に肺内に空気が過剰に残る危険性を減らすことができる。換気の回数や換気量が過剰であると，以下の合併症を起こす可能性がある。

合併症	結果
胃の中に空気が入る（胃拡張）	・嘔吐と誤嚥の危険性が高まる ・横隔膜を押し上げ，有効な換気を妨げる
肺のまわりの空間に空気が漏れるリスク	・肺から全身への血流の低下 ・胸腔への空気漏れによる肺虚脱（気胸）のリスク
重篤なエアトラッピング	・酸素化の重度の悪化 ・肺から全身への血流の低下

下気道閉塞の原因に応じた特異的な処置介入

下気道閉塞のいくつかの原因に対しては，それぞれ特異的な処置介入が必要である。本項では，下気道閉塞のうち，以下に起因するものへの介入について説明する。

- 細気管支炎
- 急性喘息

注意：乳児および2歳未満の小児では，呼気性喘鳴は喘息より細気管支炎である可能性が高い。呼気性喘鳴の原因が不明な場合は，専門医に相談し，診断が確定しなくても気管支拡張薬の投与を考慮すること。

細気管支炎への処置介入　表7に示す呼吸障害の一般的介入に加え，細気管支炎に使用できる特異的な処置は，以下に示すとおりである。

- 必要に応じて，口腔内または鼻腔内の吸引を行う。
- 酸素投与とバッグマスク器具による補助換気を行う。
- 施設のプロトコールまたは熟達したプロバイダーの指示に従い，アドレナリンやサルブタモールの噴霧吸入を行う。

細気管支炎の小児の中には，アドレナリンやサルブタモールの吸入で改善する者もいれば，改善しないで逆に悪化する者もいる，ということが調査研究でわかっている。

呼吸器系緊急事態の管理

急性喘息への処置介入

重症度に応じて，喘息への介入の内容を変える。気管支喘息が悪化しつつあることを示す以下の徴候に注意すること。

- 呼吸努力が持続または増加しつつあるのに，呼気性喘鳴が弱くなる
- 酸素飽和度の低下
- 意識レベルの低下

次の表は，気管支喘息発作の軽度から重度への進展を示す。

気管支喘息の徴候		
軽度		重度
興奮を呈することがある	→	・通常は興奮を呈する ・さらに重篤化すると，興奮から意識低下に変わる
横臥可能，または座位を好む	→	座位または前屈みになる
歩行時の息切れ	→	安静時の息切れ
幼児は一文を話す／乳児は正常な泣き声	→	幼児は片言しか話せない／乳児は哺乳しなくなり，泣き声が息切れしている
呼吸数は増加する	→	呼吸数は増加する
通常は呼吸努力が増加しない	→	通常は呼吸努力が増加する
中等度の呼気性喘鳴	→	気流の減少による呼気性喘鳴の低下
＞95％の酸素飽和度	→	＜90％の酸素飽和度
心拍数は正常または増加	→	心拍数の増加

呼吸障害に対する一般的な介入（表 7）に加えて，気管支喘息発作に対しては，下記のような特異的な介入がある。

気管支喘息への治療介入	
軽度	重度
応援を呼ぶ。 →	応援を呼ぶ。
鼻カニューレまたはブローバイにより酸素を投与する（酸素飽和度を≧ 94 %に維持する）。 →	・酸素飽和度が＜ 94 %である場合は，酸素を投与する。適応があれば，酸素飽和度を≧ 94 %に維持するために換気を補助する。 ・酸素療法にも関わらず酸素飽和度が＜ 90 %である場合は，一般に追加介入（バッグマスク換気など）が必要となる。熟達したプロバイダーに相談する。
定量噴霧型吸入器によるサルブタモール投与，または噴霧器によるサルブタモールとイプラトロピウムの投与を考慮する。 →	噴霧器によりサルブタモールを反復または持続投与する。
血管路確保を考慮する。 →	血管を確保する。
副腎皮質ステロイド薬を経口／静注投与する。 →	副腎皮質ステロイド薬を静注投与する。

肺組織疾患の管理

肺組織疾患は，肺機能に影響する呼吸器系緊急事態のカテゴリーである。詳細についてはパート 6 の「肺組織疾患」を参照のこと。

肺組織疾患の一般的な管理

肺組織疾患の一般的な管理には，表 7 に示した初期介入が含まれる。小児に呼気性喘鳴や気道閉塞の所見があれば，気管支拡張薬の投与も可能である。循環の臨床的徴候もモニターする。必要に応じて補助する。

肺組織疾患の原因に応じた特異的な処置介入

肺組織疾患の原因が感染性肺炎の場合は，次の介入を考慮すること。

感染性肺炎への治療介入
• 応援を呼ぶ。 • 酸素を投与する。 • 血液培養を採取して抗生剤を投与*（受診から1時間以内の投与を目標にする）。 • 呼気性喘鳴があれば，定量噴霧式吸入器または噴霧器によりサルブタモールを投与する。 • 小児が発熱している場合は熱を下げる。

*抗生剤投与前に血液培養を採取する必要がない場合もある。施設のプロトコールに従うこと。

呼吸調節障害の管理

呼吸調節が障害されると，呼吸パターンが異常になる。呼吸調節障害の一般的な原因は，頭蓋内圧亢進，けいれん，中毒や薬物の過量投与，神経筋疾患などである。詳細についてはパート6の「呼吸調節の障害」を参照のこと。

呼吸調節障害の一般的な管理

呼吸調節障害の一般的な管理には，表7に示す初期介入が含まれる。以下の優先順位で実施する。

- 応援を呼ぶ
- 気道を確保
- 分泌物があれば吸引
- 酸素を投与
- 呼吸数や呼吸努力が不十分であれば，バッグマスク換気を準備

呼吸調節の障害の原因に応じた特異的な処置介入

呼吸調節の障害の原因に応じた特異的な処置介入は，次の通りである。

原因	介入
頭蓋内圧亢進	<ul><li>応援を呼ぶ。</li><li>ベッドの頭部を挙上する。患者の頭部を正中で固定する。</li><li>発熱に対して治療する。</li><li>酸素投与とバッグマスク器具による補助換気を行う。</li></ul>
中毒または過量投与	<ul><li>応援を呼ぶ。</li><li>中毒が疑われる場合は，地域の毒物管理センターに連絡する。中毒学の詳細については，『AHA 心肺蘇生と救急心血管治療のためのガイドラインアップデート 2015（*2015 AHA Guidelines Update for CPR and ECC*）』のパート 10 および 15 を参照のこと。</li><li>オピオイドの過量投与が疑われる場合は，プロトコールに従って，ナロキソンを筋注または経鼻投与する。</li><li>嘔吐した場合は，気道吸引の準備をする。</li><li>循環を補助する準備をしておく（「パート 10：ショックによる緊急事態の管理」を参照）。</li></ul>
神経筋疾患	<ul><li>応援を呼ぶ。</li><li>必要に応じて吸引する。神経筋疾患の小児は，咳嗽が弱く，上気道の開通を維持できないことが多い。</li></ul>

リソース

呼吸器系緊急事態の管理に用いる器具と手技

呼吸管理器具

PEARSプロバイダーコースでは，呼吸管理の器具に精通している必要がある。本項では，以下の器具について解説する。

- 噴霧器
- 定量噴霧型吸入器
- 酸素供給システム
- バッグマスク換気
- 吸引
- 口咽頭エアウェイ
- パルスオキシメータ

噴霧器

コースの準備

吸入薬は，噴霧器を通して投与される。噴霧器は，圧縮空気または酸素を用いて，薬液を細かい霧状にする器具である。小児は，その霧を肺に取り込む。

職務範囲に含まれる場合には，噴霧器を組み立てて正しい酸素流量で吸入薬を投与する方法について，知っている必要がある。自分の職場の噴霧器の操作方法について慣れておく必要がある。

部品

噴霧器は，次の部品から構成されている。

- 噴霧リザーバー
- 噴霧リザーバーの栓
- Tピース
- スペーサー（蛇腹）
- 小型のマウスピースまたはフェイスマスク
- 柔軟な酸素チューブ
- 酸素供給源または圧縮空気

年長児では，フェイスマスクの代わりに携帯型のマウスピースを用いてもよい。

リソース

携帯型のマウスピース付き噴霧器を使用する手順

携帯型のマウスピース付き噴霧器（図 14）を使用する一般手順は以下の通りである。

手順	行動
1	噴霧リザーバーの栓を外し、薬液（サルブタモールなど）を噴霧リザーバーの中に入れて再び栓をする。
2	噴霧リザーバーの上部に T ピースの底を取り付ける。
3	T ピースの一方の端にスペーサーを取り付ける。
4	T ピースのもう一方の端にマウスピースを取り付ける。
5	柔軟な酸素チューブを噴霧ボトルの底と与圧酸素／ガス供給源との間につなぐ。
6	ガス流量を 5～6 L/分に設定する。
7	マウスピースを通して薬剤を投与しているあいだ、噴霧リザーバーを直立させておく。 • マウスピースを子供の口にくわえさせて、持ち方を教える。 • 小児に「時間をかけてゆっくり深く口から息を吸い込む」ように指示する。 噴霧リザーバーが空になって T ピースから霧が出てこなくまるまで治療を続ける（およそ 8～10 分）。

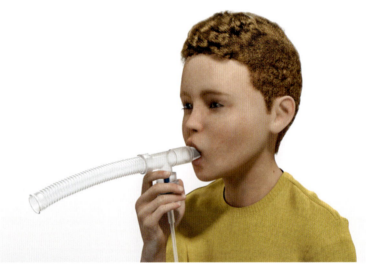

図 14. 噴霧器と携帯型のマウスピースを使って治療を受けている小児

呼吸器系緊急事態の管理に用いる器具と手技

フェイスマスク付き噴霧器を使用する手順

以下の手順に従って, フェイスマスク付き噴霧器を使用する。

手順	行動
1	噴霧リザーバーの栓を外し, 薬液（サルブタモールなど）を噴霧リザーバーの中に入れて再び栓をする。
2	噴霧リザーバーの上部にフェイスマスクを取り付ける。
3	柔軟な酸素チューブを噴霧ボトルの底と与圧酸素／ガス供給源との間につなぐ。
4	ガス流量を 5〜6 L/分に設定する。
5	フェイスマスクを通して薬剤を投与しているあいだ, 噴霧リザーバーを直立させておく。 ● 鼻と口を覆うように, フェイスマスクを小児の顔に当てる。マスクを顔に押しつけて確実に密着させること。 ● 小児に「時間をかけてゆっくり深く口から息を吸い込む」ように指示する。 噴霧ボトルが空になってマスクから霧が出てこなくまるまで治療を続ける（およそ 8〜10 分）。

定量噴霧型吸入器

コースの準備

職務範囲に含まれる場合には, 小児が定量噴霧型吸入器（MDI）を使えるように正しく指導する方法について, 知っている必要がある。MDI は, 薬剤の 1 用量分を吸入投与するための携帯用器具である。この 1 用量を「1 パフ」と表現することもある。

本項では, （フェイスマスク付きまたはマスクなしの）スペーサーを接続した MDI の使用方法について解説する。スペーサー付きの MDI は薬剤を肺まで送達させるための最良の方法である。

スペーサーに接続した MDI を使用する手順

（フェイスマスク付きまたはマスクなしの）スペーサーに接続した MDI を使用する手順は次の通りである。

手順	行動
1	スペーサーから栓を取り外す。MDI のマウスピース部分をスペーサー器具のゴムで覆われた端に差し込む。スペーサーのもう一方の端にマウスピースを取り付ける。MDI とスペーサーを組み立てたら, 5 回ほど力強く振る。

(続く)

（続き）

手順	行動
2	小児に息を吐くように言う。スペーサーのマウスピースを小児にくわえさせる（図 15）。 または フェイスマスク付きのスペーサーを使用する場合は，マスクを小児の顔に当てる。鼻と口を覆うようにして（図 16），マスクを顔に密着させる。マスクを顔に押しつけ確実に密着させる。 図 15. スペーサーに接続した MDI を使って自分で吸入治療を行っている小児 図 16. マスク付きのスペーサーに接続した MDI を使って治療を受けている小児
3	小児の呼気時に，吸入器を押し下げて MDI を作動させ，薬剤をスペーサー器具の中に放出させる（またはそうするように小児に指示する）。小児に「3〜5 回ゆっくり深くマウスピースから息を吸い込み，最後の呼吸で息を 10 秒くらい止める」ように指示する。 または フェイスマスク付きのスペーサー器具を使っている場合は，吸入器を押し下げたら，子供にマスクを通して，薬剤の放出後に 3〜5 回の普通の呼吸をさせる。

（続き）

酸素供給システム

コースの準備

PEARSプロバイダコースを修了するためには、どういったときにどのような酸素供給システムを用いるべきかを知っている必要がある。コース中は、酸素供給装置の正しい使用法について示すビデオを視聴する。酸素供給器具には、鼻カニューレ、簡易酸素マスク、非再呼吸式マスクなどがある。それぞれの酸素供給器具での正しい酸素流量について知る必要がある。

酸素の適応

呼吸障害やショックの小児では、典型的には、肺からの酸素の取り込みと組織への酸素の運搬が減少している。同時に、組織での酸素需要は増加する場合がある。呼吸障害、ショック、または意識の変容を呈する重篤な傷病児には、全例に、高流量酸素を投与する。そして、できるだけ早期に加湿酸素とする。そうすることで、気道の乾燥を防ぐ助けとなる場合がある。

意識のある小児への酸素投与

呼吸障害を呈するけれども意識がはっきりしている小児へ酸素を投与するにあたっては、酸素運搬量を増やすメリットと、酸素供給装置の装着をいやがって小児が興奮するデメリットとを、天秤にかける。興奮は、酸素需要を増加させ、呼吸障害を悪化させる可能性がある。ある酸素投与方法で小児が興奮してしまうのであれば、別の酸素投与方法を試みる。例えば、小児が酸素マスクの装着を強くいやがるのであれば、小児の口や鼻に向けて加湿酸素を直接吹き流しにすることを試みる。小児に近い人（親など）に酸素供給用器具を持ってもらうのもよい。

呼吸障害を呈するけれども意識がはっきりしている小児に酸素を投与するときには、小児が楽になる姿勢をとらせる。そのことで、呼吸努力が最小限となり、できるだけ気道が開通するようになる。乳児と年少児では、最適な姿勢は、親または保育者の腕の中にいる状態かもしれない。

意識レベルが低下している小児への酸素投与

小児の意識レベルが低下しているときは、以下の機序により気道が閉塞する可能性がある。

- 舌の喉頭背面への落ち込み
- 下顎の弛緩
- 頭部の屈曲
- 分泌物の蓄積

小児の意識がなく、咳嗽反射・咽頭反射もない場合は、用手気道確保して口咽頭エアウェイ（oropharyngeal airway, OPA）を挿入する。用手気道確保には、頭部後屈－あご先挙上法または下顎挙上法を用いる。

判定と介入

適切に行われた下顎挙上法は、小児の気道開通に最も適した方法である。しかしながら、CPR人形にはこの手技を実施できないことがあるため、この手技を経験したことのないプロバイダーが多い。

外傷が疑われなくて正常に呼吸しているなら、小児を横に向けて中立体位をとる。体位変換以外に介入が必要になることがない場合にのみ、側臥位にする。

必要があれば、分泌物、粘液、血液を取り除くために、口咽頭や鼻咽頭を吸引する。気道が開通して閉塞のない状態になれば、いろいろな種類の酸素供給システムで酸素投与できる。

バッグマスク換気

概要 補助換気が必要となる緊急事態の多くでは、高度な気道確保器具(気管チューブなど)が留置されるまでのあいだ、効果的なバッグマスク換気を行うことで、十分な酸素化と換気を得ることができる。バッグマスク換気は、短時間であれば、気管チューブによる換気と同程度の効果がある。

乳児もしくは小児を処置するヘルスケアプロバイダーは、換気を補助するための最初の手段として、バッグマスクを使用して効果的に酸素化と換気を実施できるように訓練を受けておくべきである。

コースの準備 PEARS プロバイダーコース修了のための要件として、バッグマスクによる換気ができることを示す必要がある。BLS 演習・習熟度テストのステーションで、この重要なスキルの評価を受ける。心停止のケースシナリオでも、このスキルを実演する必要がある。

器具の選択および準備方法

バッグマスク器具は、換気バッグとフェイスマスクから出来ている。酸素供給源があってもなくても使用することができる。バッグマスク器具を使用して効果的な換気を実施するには、フェイスマスクの選択、換気バッグの準備、必要に応じた酸素投与の各方法について理解しておく必要がある。

フェイスマスク フェイスマスクは、小児の鼻梁からあごの割れ目の部分までを覆うもの(鼻と口は覆うが目を圧迫しないもの)を選択する(図 17)。マスクは、顔面に沿って密着させやすいように、縁が柔らかいもの(フレキシブルカフなど)でなければならない。フェイスマスクが密着していないと、換気のための酸素がマスクの下から抜けて、換気が効率的でなくなる。

可能ならば、透明のマスクを選択する。透明のマスクを使用すると、小児の唇の色や、マスクが水蒸気で曇ること(呼気があることを示す)を目視できる。また、吐物の逆流も観察できる。

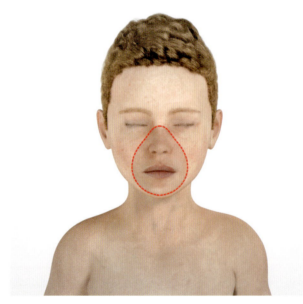

図 17. フェイスマスクの正しい装着部位。目を圧迫しないよう注意する。

呼吸器系緊急事態の管理に用いる器具と手技

換気バッグ　換気バッグには，自己膨張式バッグと流量膨張式バッグの2つのタイプがある。蘇生の初期に使用されるバッグは，通常，自己膨張型である。流量膨張式バッグは，院内で，例えば，ICU，分娩室，手術室などで，使用されることがある。換気バッグには，いろいろなサイズがある。

酸素投与　バッグマスク器具は，酸素をつないで使うこともあるし，酸素をつながないで使うこともある。100％に近い吸入酸素濃度を供給するには，リザーバー付きのバッグマスク器具を酸素供給源に接続する（図18のAとB）。小児用バッグへの酸素流量は10〜15 L/分を維持し，成人用バッグの場合は流量を少なくとも15 L/分にする。

詳細と高度な情報

蘇生処置時には，可能な限り速やかに酸素リザーバーを自己膨張式バッグに接続する。酸素リザーバーが接続された状態にあり，酸素がバッグ内に流入していることを頻繁に確認する。必ず以下を行うこと。

- 酸素流の音を聞く
- 酸素ボンベの圧力をチェックするか，据え置き型の酸素供給源との接続を確認する
- 正しい酸素流量が得られているかを確認する

蘇生後（自己心拍再開後）は，パルスオキシメータがある場合には，酸素飽和度が94％〜99％になるように，酸素投与量を調節する。

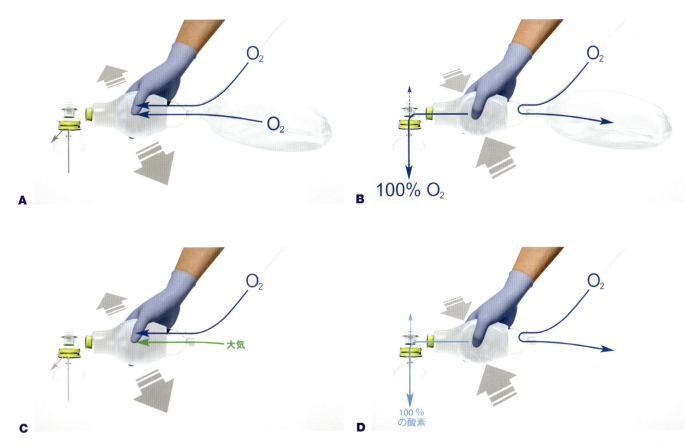

図18. フェイスマスク付き自己膨張式バッグに酸素リザーバーを接続した状態（AおよびB）と接続していない状態（CおよびD）。**A**：酸素リザーバー付きバッグの再膨張。プロバイダーがバッグを持つ手をゆるめると，酸素供給源およびリザーバーからバッグ内に酸素が流入するため，バッグ内の酸素濃度は100％に維持される。**B**：酸素リザーバー付きバッグを圧縮すると100％の酸素が患者に供給される（紫色の矢印）。酸素は持続的にリザーバーに流入する。**C**：酸素リザーバーなしのバッグの再膨張。プロバイダーがバッグを持つ手をゆるめると，酸素供給源から酸素がバッグに流入するが，大気もバッグ内に流入するため，バッグ内には酸素と大気の混合ガスが充満する。**D**：酸素リザーバーなしのバッグを圧縮すると酸素と大気の混合ガスが供給される（水色の矢印）。いずれの場合も，患者の呼気はマスクとバッグの連結部付近から大気中に排出されることに留意する（AおよびCのマスク部の灰色矢印）。

ポップオフ弁

バッグにポップオフ弁があるかを確認する。多くの自己膨張式バッグには圧力制限付きのポップオフ弁がある。この弁の値は，気道内圧が高くなりすぎるのを防ぐために，35〜45 cm H_2O に設定されている。適切な換気を行うためには，もっと高い圧が必要になることがある。気道抵抗が高い場合には，ポップオフ弁は，胸郭が上がるだけの十分な換気を行う上での妨げとなるかもしれない。従って CPR やその他の緊急事態にあっては，十分な換気を行うために高い気道内圧をかけなければならないときに換気不足となってしまわないように，ポップオフ弁のない換気バッグを使用するか，ポップオフ弁を閉位置に切り替える。バッグマスク器具を用いて換気する際には，胸郭が持ち上がるだけの多すぎず少なすぎずの圧をかける。

バッグのサイズ

乳児および年少児に対しては，容積が少なくとも 450〜500 mL の自己膨張式バッグを使用する。これよりも小さいバッグでは，十分な量の酸素を供給できない可能性がある。年長児または青少年の場合は，効果的な換気を行うには成人用自己膨張式バッグ（1000 mL 以上）の使用が必要になることがある。

バッグマスク器具の点検方法

自己膨張式バッグとマスクのすべてのコンポーネントを使用前にチェックし，適切に機能することを確認する。器具の試験方法は以下のとおりである。

- 患者吹き出し弁を手で塞ぎ，バッグを押して漏れがないかを確認する。
- ガス流量制御バルブ（持続的気道陽圧法バルブを含む）をチェックし，適切に機能することを確認する。
- ポップオフ弁をチェックして，塞がるか確認する（ポップオフ弁がある場合）。
- 酸素チューブが器具および酸素供給源に確実に接続されているかを確認する。
- 酸素がバッグに流れ込む音を聞く。
- マスクのカフが十分に膨らんでいるかを確認する（カフがある場合）。

小児の体位変換方法

スニッフィングポジション

小児に適切な体位をとらせて，気道を確保する。バッグマスク換気中，換気を最適にできるよう，小児の頭部と頸部の位置を一定範囲にわたってゆっくり動かす必要が生じる可能性がある。通常，乳児および幼児には，頸部が過伸展にならない程度の「スニッフィング」ポジションが最も適している。

「スニッフィング」ポジションにするには，小児を仰臥位にする。頭部を後屈させ，あご先を持ち上げながら，頸部を肩の高さまで前方に屈曲させる。気道が閉塞する可能性があるため，頸部の過伸展は避ける。小児が適切な体位になっていれば，外耳道の開口部の位置が肩の前面と同じ高さか，それより前にくる（図 19）。

2 歳を超える小児では，後頭部の下にパッドが必要になる場合がある。2 歳以下の小児および乳児では，頸部の過剰な屈曲を防ぐために，肩または上半身の下にパッドが必要になる場合がある。このような屈曲は，突出した後頭部を平らな表面にのせたときに起こりうる。

呼吸器系緊急事態の管理に用いる器具と手技

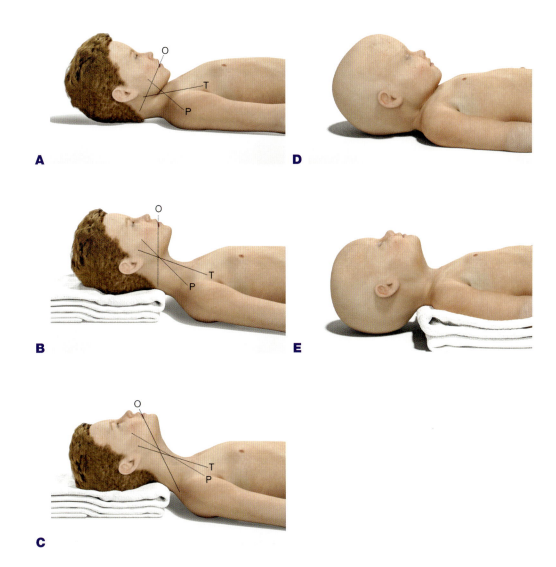

図 19. 2 歳を超える小児に対し換気を行う場合の正しい体位。**A**：小児を平らな表面（ベッド，テーブルなど）に寝かせた状態では，口腔（O）軸，咽頭（P）軸，気管（T）軸が 3 つの異なる平面上を通過する。**B**：後頭部の下に折りたたんだシーツやタオルを敷くと，咽頭軸と気管軸が一致する。**C**：頭部を後屈させ，あご先を持ち上げた状態で環椎後頭関節を伸展させると，口腔軸，咽頭軸，気管軸が一致する。適切な体位を取らせると，外耳孔が肩より前方にくることに留意する。**D**：頸部が屈曲した誤った体位。**E**：乳児に対し換気を行う場合の正しい体位。外耳孔が肩より前方にくることに留意する。次の文献を一部改変：Coté CJ, Todres ID. The pediatric airway. In: Coté CJ, Ryan JF, Todres ID, Goudsouzian NG, eds. *A Practice of Anesthesia for Infants and Children*. 2nd ed. Philadelphia, PA: WB Saunders Co; 1993:55-83, copyright Elsevier.

バッグマスク換気の実施方法

1人の救助者によるバッグマスク換気法

1人のヘルスケアプロバイダーがバッグマスク換気を実施する場合，片方の手で気道を確保しながら小児の顔にマスクを密着させ（図20），もう片方の手でバッグを押す。効果的なバッグマスク換気を行うには，マスクと小児の顔を密着させる必要がある。以下に示すECクランプ法を使用して，気道を確保し，顔に密着させる。

手順	行動
1	頸椎損傷の疑いがない場合に，気道を確保し，マスクと顔を密着させるには，頭部を後方に傾ける。ECクランプ法を使用して，マスクを顔に押し当てて密着させながら，マスクに向けて下顎（かがく）を引き上げる（図20）。こうすることで舌が後咽頭から離れ，下顎が前方に移動し，口が開く。マスクの方向に下顎を引き上げると，マスクを顔に密着させやすくなる。可能であれば，下顎を引き上げるか，口咽頭エアウェイを挿入して，マスク下の口を開く。 ***EC クランプ法*** 気道を確保し，マスクと顔を密着させる方法を「ECクランプ法」という。片方の手の中指，薬指，および小指（「E」の形）を下顎（かがく）に沿って当て，あごを前方に引き上げる。次に，同じ手の親指と人差し指（「C」の形）でマスクを顔に密着させて固定する。後咽頭部に舌が押し込まれ，気道の圧迫と閉塞を引き起こす可能性があるため，あご先の下（頤下）の軟部組織を押さないようにする。
2	もう片方の手で，胸の上がりが確認されるまで換気バッグを押す。1秒間に1回の人工呼吸を行う。人工呼吸のたびに，胸の上がりを確認する。過換気は避ける（このパートの「効果的な換気の実施方法」を参照）。

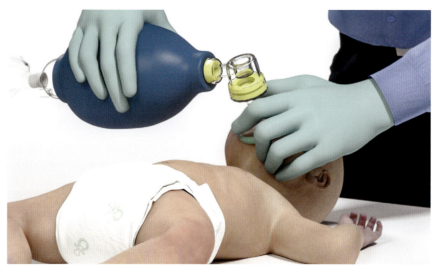

図20. 片手でのECクランプマスク装着法。片手の親指と人差し指でマスクを顔面に固定しながら（「C」の形を作る），残りの3本の指であごを持ち上げる（「E」の形を作る）。

2人の救助者による バッグマスク換気法

2人のヘルスケアプロバイダーでバッグマスク換気を実施できる場合，1人は両手を使って気道を確保しながらマスクが小児の顔に密着した状態を維持し，もう1人がバッグを押す（図21）。両者とも小児の胸部を観察し，胸の上がりが目視できることを確認する。過換気を招くおそれがあるため，過度の1回換気量を供給しないように注意する。

2人の救助者による方法は，1人の救助者による方法よりも効果的なバッグマスク換気を実施できる可能性がある。また，2人の救助者によるバッグマスク換気は，以下の場合に必要となることがある。

- 顔とマスクを密着させることが困難である
- プロバイダーの手が小さすぎてマスクの前面から下顎の裏側まで届かない，または気道を確保しながら顔とマスクを密着させることができない
- 気道抵抗が著しく高い（喘息），または肺コンプライアンスが低い（肺炎または肺水腫）
- 頸椎の固定が必要である

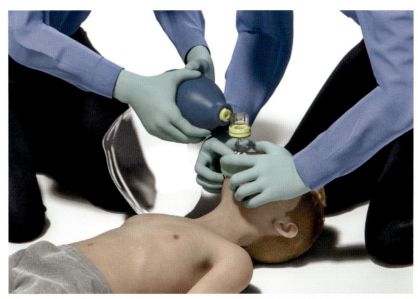

図21. 重大な気道閉塞または肺コンプライアンスの低下が認められる場合は，2人の救助者によるバッグマスク換気法の方が，1人の救助者による方法よりも効果的な換気を実施できる可能性がある。1人が両手を用いて気道を確保しながらマスクと顔が密着した状態を維持し，その間もう1人が換気バッグを圧迫する。

効果的な換気の実施方法

注意事項

ヘルスケアプロバイダーは，CPRの実施中に過換気を行うことが多い。以下の理由により，過度の換気は有害である。

- 胸腔内圧が上昇し，静脈還流が阻害されるため，心拍出量が減少する
- 末梢気道閉塞のある小児では，エアトラッピングおよび圧損傷の原因となる
- 胃膨満とそれに伴う誤嚥のリスクが高まる

リソース

酸素化と換気の臨床パラメータ

以下のパラメータを頻繁にモニターして，酸素化と換気の効果を評価する。

- 1回の人工呼吸ごとの目視可能な胸の上がり
- 酸素飽和度
- 心拍数
- 血圧
- 呼吸音
- 改善または悪化の徴候（外観，皮膚色，興奮など）

効果的な換気ができないときの解決方法

効果的な換気を実施できない（胸の上がりが認められない）場合は，以下を行う。

- 気道の位置の取り直し／再確保：下顎をさらに引き上げて，小児がスニッフィングポジションになっていることを確認する。
- マスクのサイズを確認する。
- マスクを顔面に確実に密着させる。
- 必要に応じて気道を吸引する。
- 酸素供給源をチェックする。
- 換気バッグとマスクをチェックする。
- 胃膨満を治療する。
- 2人の救助者によるバッグマスク換気と口咽頭エアウェイ（OPA）の挿入を検討する。

自発呼吸のある小児

自発呼吸のある小児では，バッグマスク器具を使って優しく陽圧換気をかける。小児の吸気努力にタイミングを注意深く合わせて，吸気を補助する。小児の吸気努力に合わせて吸気を送ることができなければ，バッグマスク換気は効果的ではなくなる可能性がある。タイミングが合わない換気は，咳嗽，嘔吐，喉頭けいれんや胃膨満を引き起こし，効果的な換気を妨げることがある。

胃膨満

バッグマスク換気の際には，しばしば胃膨満が起きる。胃膨満は，以下の状況での補助換気の際に起きやすい。

- 部分的な気道閉塞がある
- 肺コンプライアンスが低い小児など，高い気道内圧を必要とする場合
- バッグマスク換気の換気回数が速すぎる場合
- 換気量が多すぎる場合
- 換気の陽圧が高すぎる場合
- 小児の意識がないか心停止である場合（胃食道括約筋が正常よりも低い圧で開くため）

胃膨満では，肺の拡張が制限されるので，小児への換気が妨げられる。また，逆流と誤嚥のリスクも高まる。

呼吸器系緊急事態の管理に用いる器具と手技

胃膨満を最小限にする方法　胃膨満を最小限にするには以下を行う。

- 3〜5 秒に 1 回の割合で換気する（1 分あたり約 12〜20 回）。
- 人工呼吸を 1 回につき約 1 秒間かけて行う。
- 胸の上がりを目視できるだけの十分な換気量と圧をかける。

注意：誤嚥を防止するために輪状軟骨圧迫法をルーチンに行うことを推奨するエビデンスは不十分である。

高度医療従事者は，胃内を減圧するために，経鼻胃管または経口胃管の挿入を実施する場合がある。

吸引

コースの準備　職務範囲に該当する場合には，分泌物（血液や吐物など）を取り除くために吸引器具を用いる必要がある場合がある。

吸引器具　吸引器具には，携帯型と壁取り付け型のものがある。

- バルブ型やシリンジ型吸引器は，使用が簡便で，外部の吸引源を必要としない。しかし，体格の大きな患児の場合や分泌物が粘稠で多い場合には，不十分である可能性がある。
- 携帯型吸引器具は持ち運びに便利だが，十分な吸引圧を得られないことがある。一般的に気道の分泌物を取り除くために必要な吸引圧は -80〜-120 mm Hg である。
- 壁取り付け型の吸引器は，-300 mmHg 以上の高い吸引圧が得られる。

小児に使用する吸引器具には，組織への損傷を避けつつ十分な吸引力が得られるように，吸引圧調節機構が付いていなければならない。大口径で折れ曲がらない形状の吸引管は，常に吸引装置につないで使用する。半硬性の咽頭吸引管（扁桃吸引チップ：ヤンカー吸引嘴管）や適切なサイズのカテーテルを準備しておく必要がある。

適応　気道の開通と維持のために，口咽頭や鼻咽頭，気管にある分泌物や血液，吐物を吸引する必要がある場合がある。

合併症　吸引の合併症には，以下のものがある。

- 低酸素血症
- 迷走神経刺激による徐脈
- 咽頭反射と嘔吐
- 軟部組織損傷
- 興奮

リソース

軟性カテーテルと硬性カテーテル

吸引カテーテルは，軟性と硬性の両方が用意されている。

用途	目的
軟性吸引カテーテル	• 口咽頭や鼻咽頭の粘稠度の低い分泌物を吸引する • 高度気道確保器具（気管チューブなど）の中を吸引する
硬性大口径吸引カニューレ（ヤンカー）	• 口咽頭を吸引する（特に，粘稠度の高い分泌物，吐物，血液などがある場合）

カテーテルのサイズ

適切なサイズの吸引カテーテルを選ぶには，身長別カラーコード化蘇生テープや他の参照資料を用いる。

口咽頭の吸引処置

口咽頭の吸引は以下の手順で行う。

手順	介入
1	吸引カテーテルや吸引器具の遠位端を，舌を超えて中咽頭に優しく挿入する。下咽頭（喉頭の後ろ）まで入れる。
2	カテーテルの吸引調節口を塞いで吸引する。同時に，カテーテルを回したりひねったりしながら引き抜く。
3	吸引操作には 10 秒以上かけないようにする。そうすることで，低酸素血症（低酸素飽和度）のリスクを減らすことができる。また吸引の前後に，100 % の酸素を短時間投与してもよい。 注意：気道が（血液などで）閉塞している場合には，吸引に 10 秒以上を要することがある。気道が開通して閉塞のない状態にしなければ，十分な酸素化や換気を行うことができない。

判定と介入

吸引中は，小児の心拍数，酸素飽和度，臨床的な外観をモニターする。一般的に，徐脈になったり，外観が悪化した場合には，吸引を中止する。心拍数や外観が正常化するまで高流量酸素投与を行う。

口咽頭エアウェイ

コースの準備

コースでは，口咽頭エアウェイ（OPA）を使用する演習を行う。

説明	口咽頭エアウエイ（OPA）は，フランジ（つば），短いバイトブロック部分，彎曲部で構成されている。彎曲部は，通常プラスチックで作られている。空気や吸引チューブが咽頭に到達するための通り道となる。OPAは，舌に接して持ち上げて，舌や軟部組織が気道を塞ぐことを防ぐ。OPAは咽頭反射，逆流や誤嚥を誘発する可能性があるため，意識のある患児に使用してはならない。
適応	OPAは，舌による上気道閉塞を解除する。正しいサイズのOPA（下記参照）を選択すれば，喉頭を損傷することはない。OPAは，咽頭反射のない「意識がない小児」に対して，用手気道確保（頭部後屈あご先挙上もしくは下顎挙上）では上気道の開通維持ができない場合に適応になる。OPAは咽頭反射や嘔吐を誘発する可能性があるため，「意識のある小児」や「半ば意識のある小児」に使用してはならない。OPAを使う前に，咽頭反射の有無を確認する。咽頭反射があるなら，OPAを使用してはならない。
合併症	正しいサイズのOPAを選ぶことが重要である。使用するOPAが大きすぎると，喉頭を塞いだり，喉頭を損傷したりする可能性がある（図22B）。 OPAが小さすぎたり，OPAの挿入が不適切であったりすると，舌が喉の奥に押し込まれて気道閉塞につながるおそれがある（図22C）。
エアウェイの選択と挿入手順	OPAのサイズには，長さ4 cmから10 cm（Guedelサイズ000〜4）まである。以下の手順に従って，適切なサイズのOPAを選択して気道に挿入する。

手順	行動
1	OPAを小児の顔の側面に当てる。OPAの両端が口角から下顎角に達しなければならない（図22A）。
2	OPAを愛護的に口咽頭内に挿入する。舌圧子を用いて舌を圧排してもよい。
3	OPA挿入後は，小児をモニターする。頭部とあごを適切な位置に保ち，患者の気道の開通を維持する。必要に応じて気道の吸引を行う。

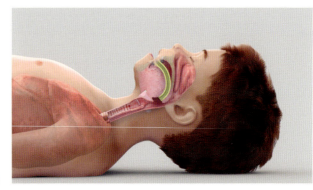
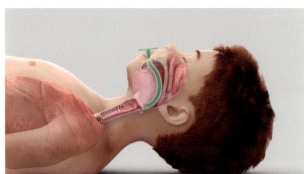
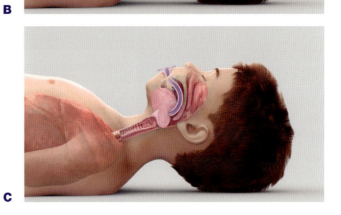

図 22. OPAの選択法。適切なサイズの OPA は，喉頭構造に損傷を与えずに，舌による気道閉塞を解除する。A：エアウェイの先端が下顎骨のすぐ頭側にある場合，適切に挿入されれば声門まで開通させることができる。B：OPA が大きすぎると，喉頭蓋を押し下げることで開通した声門を閉塞してしまう。C：OPA が小さすぎると，舌が喉の奥に押し込まれて気道の閉塞を悪化させてしまう。次の文献を一部改変：Coté CJ, Todres ID. The pediatric airway. In: Coté CJ, Ryan JF, Todres ID, Goudsouzian NG, eds. *A Practice of Anesthesia for Infants and Children*. 2nd ed. Philadelphia, PA: WB Saunders Co; 1993:55-83, copyright Elsevier.

酸素供給システムの種類

自発呼吸があるけれども酸素の補助が必要である小児に酸素投与する際には，どのような酸素供給システムを用いるべきかを知っている必要がある。酸素供給システムには，低流量のものと高流量のものとがある。小児の臨床状態と投与したい吸入酸素濃度に応じて，適切なシステムを選ぶ。

酸素供給システム	器具
低流量酸素	・鼻カニューレ ・簡易酸素マスク
高流量酸素	・リザーバー付き非再呼吸式マスク ・高流量鼻カニューレ

供給される吸入酸素濃度は，さまざまな要因で決まる。それらの要因とは，器具への酸素流量，小児の吸気流速，器具を小児の顔にどのくらい強く密着させているか，などである。

低流量酸素供給システム

低流量酸素供給システムは，小児の顔に強く密着させないで，鼻カニューレまたは簡易酸素マスクを通して，混合気を供給する。器具への酸素流量は，小児の吸気流速よりも少ない。小児が息を吸うと，器具から供給される酸素に加えて，室内気をも吸い込む。結果として，器具から供給される酸素は室内気と混合し，いろいろな吸入酸素濃度になる。酸素流量が高ければ，吸入酸素濃度は高くなる。

低流量システムでは，吸入酸素濃度は通常 22 %〜60 %になる。低流量酸素供給システムは，必要とされる吸入酸素濃度が比較的低い，比較的安定した（重度の呼吸障害やショックではない）小児に用いる。

鼻カニューレと簡易酸素マスクは，低流量酸素供給システムの例である。

鼻カニューレ

鼻カニューレは，典型的には，低流量酸素供給装置の器具である。吸入酸素濃度 22 %〜60 %を供給する。鼻カニューレでの適切な酸素流量は 0.25〜4 L/分である。

鼻カニューレは，酸素投与の必要濃度が低い小児に適している。小さな乳児では，鼻カニューレは，高濃度酸素供給となる可能性があることに留意する（このパートの「高流量鼻カニューレ」も参照）。

鼻カニューレからの吸入酸素濃度は，酸素流量単独では規定されず，下記の因子の影響を受ける。

- 小児の大きさ
- 吸気流速
- 吸気量
- 鼻咽頭ならびに口咽頭の容積
- 鼻の抵抗（例えば鼻孔が閉塞していれば酸素供給が障害される）
- 口咽頭の抵抗

鼻カニューレを通して高流量（＞ 4 L/分）の酸素を投与すると，鼻咽頭を刺激し，酸素化が改善しない場合がある。鼻カニューレでは加湿酸素を供給できないことが多い。

簡易酸素マスク

簡易酸素マスクは，低流量酸素投与器具である。吸入酸素濃度 35 %〜 60 %を供給する。簡易酸素マスクでの適切な酸素流量は 6〜10 L/分である。

単純な酸素マスクでは，吸入酸素濃度 60 %以上は達成できない。その理由は，吸気時に，マスクと顔面のあいだの隙間ならびにマスクの側孔からから室内気が流入するからである。小児に供給される酸素濃度は，以下の場合に低下する。

- 小児の吸気流速が速い
- マスクが顔に強く密着していない
- マスクへの酸素流量が少ない

増加した吸入酸素濃度を維持し，呼気中の二酸化炭素の再吸入を防ぐためには，6 L/分の最小酸素流量が必要である。

酸素マスクには，さまざまな種類のものがあり，いろいろな濃度の加湿酸素を供給できる。柔らかいビニル製の小児用酸素マスクは，乳児やよちよち歩きの幼児に使用すると，強くいやがって興奮してしまうことがある。そうすると酸素需要を増加させ，呼吸障害を悪化させる。このマスクは，年長児には効果的に使用できる可能性がある。

高流量酸素供給システム

単純な量酸素供給システムは，60 %を超える高い吸入酸素濃度を高い信頼性で供給する。高流量酸素供給システムでは，最低でも 10 L/分以上の高流量の酸素の投与を行う。酸素リザーバーがあり，小児の最大吸気量に見合った容量の酸素で満たされている。マスクを顔面に密着させて酸素供給システムを閉鎖式にしているときには，室内気は流入しない。

小児が呼吸障害またはショックにある緊急事態では，常に高流量酸素供給システムを使うべきである。非再呼吸式マスクは，高流量酸素供給システムの中でもっともよく使われる器具の一例である。高流量酸素供給システムのその他の例としては，高流量鼻カニューレが挙げられる。

非再呼吸式マスク

非再呼吸式マスク（図 23）は，高流量酸素供給器具である。酸素流量が 10〜15 L/分でマスクがきちんと密着していれば，吸入酸素濃度を 95 %にすることができる。

非再呼吸式マスクは，フェイスマスクとリザーバーバッグと 2 つの一方向弁で構成されている。

- 片方または両方の呼気ポートに取り付けられた弁は，吸気時に室内気がマスクの中に流入するのを防止する
- リザーバーバッグとマスクの間に取り付けられた弁は，呼気ガスがリザーバーの中に流入するのを防ぐ

呼吸器系緊急事態の管理に用いる器具と手技

バッグが虚脱しないようにマスクに入る酸素流量を調節する（通常は＞ 10 L/分）。バッグは，小児の最大吸気量に見合った容量の酸素で満たされている。小児は，吸気時に，リザーバーバッグと流入酸素の両方から 100 ％酸素を引き込む。マスクを顔面に密着させて酸素供給システムを閉鎖式にしているときには，室内気は流入しない。

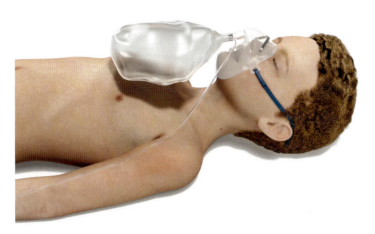

図 23. リザーバー付き非再呼吸式マスク。

高流量鼻カニューレ

鼻カニューレは，高流量酸素供給器具として使用することもできる。酸素流量は，乳児の場合は 4 L，青少年の場合は最大で 40 L 以上に調整する必要がある。また，吸気圧と呼気圧を補助し，患者の呼吸努力を減少させるために流量を調節することもできる。

高流量鼻カニューレシステムは，室内気と酸素を混合して供給する。このシステムを使用することで，患者のニーズとパルスオキシメータの測定量に応じて酸素濃度が調節される。

パルスオキシメータ

コースの準備

PEARS プロバイダコースやコース教材には，パルスオキシメータによる酸素飽和度測定についての多くの言及がある。このモニター方法についての基礎知識は，パート 5 の「パルスオキシメータによる酸素飽和度」の項を参照のこと。

どのようなときにパルスオキシメータを使うか

重症な傷病児を診療するときには，パルスオキシメータで，次のものをモニターする。

- 酸素飽和度
- 酸素飽和度の変化

判定と介入

酸素飽和度は，全ヘモグロビンに占める酸素が完全に飽和した（酸素と結びついた）ヘモグロビンの割合を測定する。ヘモグロビンは通常は酸素と結びつくが，その他の物質（一酸化炭素など）と結びつく可能性がある点にも留意することが重要である。また，酸素飽和度とは組織に対する酸素供給量と同義ではなく，パルスオキシメータは換気が効果的に行われているかどうかということについての情報は提供しない，ということに留意することも重要である。

器具の正しい使い方

正しくプローブをつけることは，正確な酸素飽和度の値を算出するためには必須である。プローブは，通常，手足の指につける。小さな乳児では手または足に取り付ける。プローブを正しくつけないと間違った低い値が出ることがある。プローブをつけ直せば，すぐに，器具による酸素飽和度の検出が改善する可能性がある。

プローブを手足の指ではなく，表8に示す部位に取り付けることで，問題を解決できる可能性がある。

表8. 取り付けの問題に対処するための取り付け位置

状況	処置
乳児用プローブを利用できない	・成人用プローブを乳児の手または足の周りにつける
血流が顕著に低下していて四肢では信号を検知できない	・全身循環を評価して補助する ・乳児用プローブを耳朶につける

パルスオキシメータは次のように使用すべきである。

- 製造会社の推奨する適合備品を用いる。電子機器本体とは異なる製造会社のプローブを混ぜて使わないこと。
- 表面が破れているプローブは，発光部が皮膚に接触して熱傷を起こすおそれがあるため，使用しないこと。

パルスオキシメータの値の信頼性を確認する

パルスオキシメータは，酸素飽和度を算出するために拍動血流を必要とする。各メーカーのパルスオキシメータによって，どれくらい早く低酸素血症の進展を反映するか，あるいは小児の血流が低下したときの値の信頼性などが異なる。しかし，触診で計測した心拍数や心電図モニターに表示される心拍数の値とパルスオキシメータの脈拍数の値とが一致しないときは，メーカーに関わらずそのパルスオキシメータは不正確である。皮膚の色素は，パルスオキシメータの機能や正確性には影響しない点に留意する。

詳細と高度な情報

小児の外観からパルスオキシメータの値の信頼性を確認する。またパルスオキシメータに表示される脈拍数とベッドサイド心電図モニターもしくは身体診察による心拍数とを比較する。

パルスオキシメータが次の状態にあれば，迅速に小児の評価を行わなければならない。

- 脈波を検知できない
- 間違った脈拍数を示す
- 信号が弱いことを示す
- 酸素飽和度の低下を示す

もしもパルスオキシメータが脈波を検知できなかったり酸素飽和度の低下を示す場合には，ただちに小児の方の評価を行わなければならない。パルスオキシメータが故障しているかどうかを見ようとしてはいけない。

パルスオキシメータは，以下の状況では正しい値を示していない可能性がある。

- 表示される心拍数が小児の心拍数と一致しない
- 子供の外観が，表示される酸素飽和度の値にそぐわない

臨床状況での正確性の判断

パルスオキシメータは酸素飽和度を正確に評価することができるが，酸素運搬量を示すものではない。効果的な換気ができているかどうか（二酸化炭素レベル）を直接示すものでもない。

パルスオキシメータは，以下の状況においては不正確になる可能性がある。

状況	原因／解決方法
心停止	原因：血流がない 解決方法：ない。心停止では多くの器具が無効である。
ショックまたは低体温	原因：血流の低下 解決方法：血流を増やす（ショックを治療する）。器具が拍動血流を検知できる別の部位（特に心臓に近い部位）を探すことができる場合がある。
動き，シバリング，または頭上の照明	原因：偽の信号による間違った酸素飽和度の値 解決方法：センサー装置を心臓に近い場所につける。器具をつける位置を光から遮蔽する（つまり，センサーを指につけるなら，外から入る光を減らすために，指を遮蔽する）。
皮膚とプローブの間の接触の問題	原因：脈拍信号が弱いか届かない 解決方法：別の部位につけるか別の皮膚用プローブを用いる。
発光部とセンサー受光部とが一直線上にない	原因：脈拍信号が弱いか届かない 解決方法：発光が組織をはさんでまっすぐ受光センサーに届くように器具をつけなおす。
低心拍出状態での心不整脈	原因：不整脈が脈の検出と脈拍数の計算を妨げる 解決方法：不整脈を治療するために応援を呼ぶ。

リソース

パート 8

呼吸ケースディスカッション

ビデオケースディスカッションおよびケースシナリオに関するリソース

コースの中で，呼吸器系緊急事態にある重症の疾患や外傷のある小児の短い映像* を見る。インストラクターは，それぞれのケースにおいて，小児における体系的なアプローチについてのディスカッションを促す。ディスカッションは後述する形式に従う。

*評価スキルの向上に役立てるため PEARS コースでは遭遇する可能性のある医学的問題を抱えた実際の小児の映像を用いる。そうした映像は，視聴者を動揺させる場合がある。同じ場面が繰り返し示されたり，一部編集されたりしているが，これは適正な評価時間を与え，重要な学習ポイントを強調するためである。

映像撮影の目的で医療処置を遅らせたことは一切ない。登場する子ども達はすべて，主に小児病院にて，時宜を得た適切な医療処置を受けている。撮影前に同意を得た。

| 初期評価 | 初期評価（第一印象）とは，**小児評価のトライアングル**を使用して「診察室の入り口から」最初にざっと（数秒で）観察して得られる所見である。 |

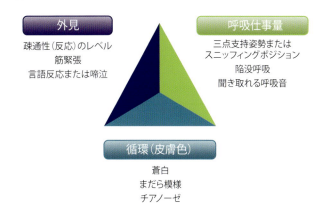

外見	反応／やりとり（意識なし，易刺激的，意識清明など）
呼吸仕事量	呼吸仕事量の増加，呼吸努力の消失または減弱，あるいは聴診器なしで聞こえる異常音
循環（皮膚色）	チアノーゼ，蒼白，まだら模様などの皮膚色の異常は，循環または酸素化に問題があることを示している可能性がある

致死的な問題を迅速に判定することを目的とする。

パート 8

反応があるまたは反応がない	小児が環境に反応する様子がなく，ぐったりとしている場合は，小児の反応の有無をチェックする。意識がなく，かつ，呼吸がないか，または死戦期呼吸の状態か？そうであれば，適切な救急治療を提供し，救急対応システムに出動を要請する。 小児に反応があれば「評価－判定－介入」の手順を継続する。
「評価－判定－介入」の手順を継続する	重病または重傷の小児を治療する際には，「評価－判定－介入」の手順を使用する。 ● 小児を評価し，その疾患または状態について情報を収集する。 ● 障害があれば，そのタイプと重症度を判定する。 ● 適切な処置により介入し，問題を治療する。 次いで，「評価－判定－介入」の手順を繰り返す。このプロセスを継続する。
評価 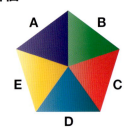	一次評価を用いて評価する。気道，呼吸，循環，神経学的評価，全身観察（ABCDE）を評価する必要がある。 PEARS ポケットリファレンスカードや付録の「小児における体系的なアプローチの概要」を参照する。

Airway（気道）

開通している	開通を維持できる	開通を維持できない

Breathing（呼吸）

呼吸数と呼吸パターン	呼吸努力		胸郭拡張および気流	異常な肺音と気道音		パルスオキシメータによる酸素飽和度
正常 不規則 速い 遅い 無呼吸	正常 増加 ● 鼻翼呼吸 ● 陥没呼吸 ● 頭部の上下首振り ● シーソー呼吸	不十分 ● 無呼吸 ● 弱い啼泣または咳	正常 減少 左右差 呼気の延長	喘鳴 いびき 犬吠様咳嗽 嗄声 呻吟	ゴロゴロ音 呼気性喘鳴 ラ音 左右差	正常な酸素飽和度（≧94％） 低酸素血症（＜94％）

Circulation（循環）

心拍数	脈拍		毛細血管再充満時間	皮膚色および皮膚温		血圧
	中枢	末梢				
正常 速い（頻拍） 遅い（徐脈）	正常 微弱 なし	正常 微弱 なし	正常：≦2秒 延長：＞2秒	蒼白 まだら模様 チアノーゼ	温かい皮膚 皮膚冷感	正常 低血圧

Disability（神経学的評価）

AVPU 小児反応スケール				瞳孔径・対光反射		血糖	
Alert（意識清明）	Responds to **V**oice（声に反応）	Responds to **P**ain（痛みに反応）	**U**nresponsive（意識なし）	正常	異常	正常	低い

110

呼吸ケースディスカッション

Exposure（全身観察）

体温			皮膚	
正常	高い	低い	発疹（紫斑など）	外傷（損傷，出血など）

タイプと重症度による判定

呼吸障害，循環障害またはその両方のいずれであるかを判定する。その問題のタイプと重症度を判定する。障害のタイプと重症度別に，それぞれに関連して認められることが多い，一般的な臨床徴候を下表に記載した。

	タイプ	重症度
呼吸障害	• 上気道閉塞 • 下気道閉塞 • 肺組織疾患 • 呼吸調節の障害	• 軽度の呼吸障害 • 重度の呼吸障害
循環障害	• 循環血液量減少性ショック • 血液分布異常性ショック（敗血症性ショック，アナフィラキシーショックなど） • 閉塞性ショック • 心原性ショック	• 代償性ショック • 低血圧性ショック
心停止		

呼吸器系緊急事態の判定		
徴候	問題のタイプ	重症度
• 呼吸数および呼吸努力の増加（陥没呼吸や鼻翼呼吸など） • 気流の低下 • 喘鳴（通常は吸気性） • 犬吠様咳嗽 • 嗄声 • いびきまたはゴロゴロ音	上気道閉塞	**軽度の呼吸障害** • いくつかの異常徴候がみられるが，重度の呼吸障害の徴候はない – 呼吸数増加 – 呼吸努力の増加（鼻翼呼吸，陥没呼吸など） – 異常な気道や肺音（例えば吸気性喘鳴，呻吟，呼気性喘鳴） – 頻拍 – 蒼白，皮膚冷感 – 意識レベルの変化
• 呼吸数および呼吸努力の増加（陥没呼吸や鼻翼呼吸など） • 気流の低下 • 呼気の延長 • 呼気性喘鳴	下気道閉塞	
• 呼吸数増加 • 呼吸努力の増加（特に吸気時） • 気流の低下 • 呻吟 • ラ音 • 頭部の上下首振り	肺組織疾患	**重度の呼吸障害** 以下のうち1つ以上がみられる • 呼吸数が非常に高いまたは不十分 • 呼吸努力が著明または不十分 • 高流量酸素を投与しても酸素飽和度が低い • 徐脈（良くない徴候） • チアノーゼ • 意識レベルの低下
• 気流は正常か，または低下 • 不十分な呼吸努力による浅い呼吸（低酸素血症および高炭酸ガス血症に至ることが多い） • 変動する呼吸努力 • 呼吸数および呼吸パターンの変動または不規則性（頻呼吸と徐呼吸が交互に現れる） • 中枢性無呼吸（呼吸努力がまったくない無呼吸）	呼吸調節の障害	

パート 8

介入

呼吸器系緊急事態の管理をすばやく調べるには，PEARS ポケットリファレンスカードまたは付録にある「小児の呼吸器系緊急事態の管理フローチャート」を参照のこと。

詳細については，「パート 7：呼吸器系緊急事態の管理」の以下の項を参照のこと。

参照	目的
呼吸器系緊急事態の初期管理	• 表 7：呼吸障害の初期管理
上気道閉塞	• 「上気道閉塞の一般的な管理」 • 「上気道閉塞の原因に応じた特異的な処置介入」
下気道閉塞	• 「下気道閉塞の一般的な管理」 • 「下気道閉塞の原因に応じた特異的な処置介入」
肺組織疾患	• 「肺組織疾患の一般的な管理」 • 「肺組織疾患の原因に応じた特異的な処置介入」
呼吸調節の障害	• 「呼吸調節障害の一般的な管理」 • 「呼吸調節の障害の原因に応じた特異的な処置介入」

パート 9

ショックの判定

はじめに

「評価－判定－介入」の手順において,「評価」の次は,問題があるのは循環器系か呼吸器系か,あるいはその両方かを判定することである。循環器系の問題であれば,その小児はショック状態にある可能性がある。ショック状態の早期判定と治療は,重症の疾患や外傷のある小児の予後を改善させるカギとなる。治療を行わないと,ショックから急速に悪化して心停止へと至る可能性がある。いったん小児が心停止になると,救命の可能性は低い。

ショックのタイプと重症度を判定することは治療の優先順位の決定に有用である。これらの治療介入については「パート 10:ショックによる緊急事態の管理」で解説する。

判定と介入

ショックを認識し,ただちに治療を開始すれば,小児の転帰が良好となる可能性が高くなる。

学習目標

このパートの終了時に,以下のことができるようになること。
- 小児における体系的なアプローチによって重症の疾患や外傷のある小児を評価する

コースの準備

一次評価を用いた系統的アプローチは PEARS プロバイダーコースにおける基本的なコンセプトである。本パートを学ぶ際には,付録や PEARS ポケットリファレンスカードの「小児における体系的なアプローチアルゴリズム」を参照する。

ショックの定義

ショックとは,組織が十分な酸素を受け取れない場合に生じる重篤な状況である。ショック状態の小児では,多くの場合,体血流が不十分であるが,常に認められるとは限らない。循環不良の徴候が見られる場合,血圧が正常でもその小児はショック状態である。

循環不良の徴候
• 頻拍 • 末梢の脈拍が微弱または消失 • 中枢の脈拍が正常または微弱 • 毛細血管再充満時間の遅延 • 皮膚色の変化(蒼白,まだら模様,チアノーゼ) • 皮膚冷感 • 意識レベルの低下 • 尿量の減少

ショック状態の小児の多くは,心臓の血液拍出量は低下している。しかし,ショック状態の小児の一部では正常心拍出量よりも増加している。高心拍出量は,敗血症性ショックや重度の貧血状態の小児で見られる。ショックは,タイプを問わず以下のような重要臓器の機能障害を引き起こす可能性がある。

- 脳:意識レベルの低下
- 腎臓:尿量減少,腎機能低下

ショックの原因

ショックは以下のような様々な原因で発生する。

- 不十分な循環血液量
- 不適切な血流の分布
- 心臓ポンプ機能の障害
- 血流の閉塞

酸素の組織需要を増加させる問題は,ショックの悪化の原因となりうる。そのような問題には,発熱,感染,外傷,呼吸障害,痛みなどがある。

記憶しておくべき重要なポイントは,ショック状態では,組織が適切に機能するために必要な酸素の供給が不十分になるという点である。これには以下のような原因がある。

- 組織への酸素供給の不足
- 組織の酸素需要の増加

組織が酸素欠乏の状態になると,細胞や臓器に障害が発生しうる。この障害は回復不能であるおそれがある。その結果,ショックにより急速に,または多臓器不全ではより緩徐に死に至る恐れがある。

ショックの判定

判定と介入

ショック治療では，組織への適切な血流の回復が目標となる。ショックに対する効果的な治療が臓器障害を防止しうる。また，心停止への進展も防止する可能性がある。

タイプ別のショックの判定

ショックのタイプは原因により判定する。

ショックのタイプ	ショックの原因
循環血液量減少性ショック（出血を含む）	不十分な循環血液量
血液分布異常性ショック（敗血症性ショックなど）	不適切な血流の分布
心原性ショック *	心臓ポンプ機能の障害
閉塞性ショック *	血流の閉塞

*心原性ショックと閉塞性ショックについては，本書において参考情報として触れているが，PEARS プロバイダーコースでは中核となる教材として取り上げていない。オプションのモジュールで取り上げる場合がある。このコースでは心原性ショックと閉塞性ショックについてはテストの対象外である。詳細については『PALS プロバイダーマニュアル』を参照のこと。

ショック状態の小児は，同時に複数のタイプのショックを呈する場合がある（血液分布異常性［例えば敗血症性］と心原性など）。

循環血液量減少性ショック

循環血液量減少性ショックの原因

世界的に見て，小児のショックの原因として最も多くみられるのが循環血液量減少（血液量の減少）である。下痢による脱水は循環血液量減少性ショックの主な原因である。実際，下痢とそれに伴う脱水および電解質異常は世界での乳児死亡の主な原因である。循環血液量減少ショックの原因として，以下のものがある。

- 下痢
- 嘔吐
- 出血（内出血あるいは外出血）
- 不十分な水分摂取
- 多尿（糖尿病性ケトアシドーシスなど）
- 組織への水分漏出（敗血症性ショックの場合と同様）
- 広範囲熱傷

循環血液量減少性ショックの小児を安定化させるには，水分損失を迅速に補わなければならない。ショックを治療するため，小児の脱水量以上の輸液の静脈（IV）あるいは骨髄（IO）ルートからの投与が必要となる場合がある。

循環血液量減少性ショックの徴候

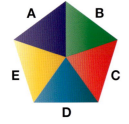

表9は、初期評価（第一印象）および一次評価の際に認める典型的な循環血液量減少性ショックの徴候を示している。

表9. 循環血液量減少性ショックの徴候

一次評価	徴候
Airway（気道）	意識レベルが著しく低下しない限り、通常は気道を開通し維持できる
Breathing（呼吸）	呼吸努力の増加を伴わない呼吸数の増加（静かな頻呼吸）
Circulation（循環）	・正常収縮期血圧または低血圧 ・循環不良の徴候 　– 頻拍 　– 末梢の脈拍が微弱または消失 　– 中枢の脈拍が正常または微弱 　– 毛細血管再充満時間の遅延 　– 皮膚色の変化（蒼白、まだら模様、チアノーゼ） 　– 皮膚冷感 　– 意識レベルの低下 　– 尿量の減少
Disability（神経学的評価）	意識レベルの変化（易刺激性、興奮、不安状態から反応低下へ）
Exposure（全身観察）	四肢が体幹より冷たい場合が多い

血液分布異常性ショック

血液分布異常性ショックの原因

血液分布異常性ショックでは、血液量が適切に分布していない。ある組織では過剰な血流があり、他の組織では血流が不足している。

血液分布異常性ショックの最も一般的な形態は以下のとおりである。

- 敗血症性ショック
- アナフィラキシーショック

敗血症性、アナフィラキシー性、およびその他の血液分布異常性ショックでは、一部の組織で血流が不足している。血液量は血管拡張および血管からの液体漏出により減少している場合が多い。小児の心機能の改善と血流の補助のため、輸液の静脈内ボーラス投与や薬剤の投与が必要である。治療のゴールは全組織での血流の増加である。

詳細と高度な情報

血液分布異常性ショックの小児において見られる血管拡張および高心拍出量は、その他のタイプのショックで見られる血管狭窄および低心拍出量と異なる。血液分布異常性ショックと血管弛緩のある小児では一般的に、拡張期血圧は正常より低くなる。

血液分布異常性ショックの徴候

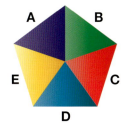

表10は初期評価（第一印象）および一次評価の際に認める血液分布異常性ショックの典型的な徴候を示している。**太字**の部分は，血液分布異常性ショックと他のショックを区別する特異的な徴候を表す。

表10. 血液分布異常性ショックの徴候

一次評価	徴候
Airway（気道）	・意識レベルが著しく低下しない限り，通常は気道は開通している，または開通を維持できる。アナフィラキシーショックの場合は維持可能ではないことがある。
Breathing（呼吸）	・通常，呼吸努力の増加を伴わない呼吸数の増加 ・小児が肺炎，肺損傷，心不全，肺水腫，アナフィラキシーショック（重度のアレルギー反応）を発症している場合は呼吸努力と呼吸数の増加 ・正常呼吸音またはラ音
Circulation（循環）	・循環不良の徴候，または ・**温かく，紅潮した皮膚と正常もしくは迅速な毛細血管再充満が見られることがある** ・**末梢の脈拍は反跳することがある** ・正常血圧，低血圧，あるいは高血圧（収縮期，拡張期とも）
Disability（神経学的評価）	・意識レベルの変化（易刺激性，混乱，ショック晩期には反応性の低下）
Exposure（全身観察）	・発熱または低体温症 ・四肢温感または四肢冷感 ・点状出血または紫斑（敗血症性ショック） ・蕁麻疹（アナフィラキシーショック）

敗血症性ショック

敗血症性ショックの原因

敗血症性ショックは血液分布異常性ショックとして最もよくみられるタイプである。感染に対する身体の反応で起こる。感染に対する身体の反応は，免疫システムを刺激し，炎症の原因となる物質の放出を引き起こす。

敗血症性ショックにおける炎症の役割

敗血症の早期には炎症性反応が全身に起こる。晩期には敗血症性ショックに進展する。小児の徴候の進行は数日かかる場合もあれば，わずか数時間で進展する場合もある。その臨床徴候と進行はさまざまであり，以下のような一連の事象により引き起こされる。

- 感染性微生物やその副産物によって炎症が生じる。
- 炎症性物質（サイトカイン）が活性化される。
- サイトカインは血管を拡張させる。またサイトカインは細胞内への体液漏出も引き起こす。
- サイトカインあるいは他の炎症性物質は，心臓のポンプ機能も低下させる。

炎症物質の全身への拡散は臓器不全を引き起こす。特に以下が顕著である。

- 心臓のポンプ機能低下，血管拡張，低血圧（ショック）
- 重度の呼吸障害
- 血液の凝固異常
- 副腎皮質ホルモン（コルチゾール）分泌の低下の可能性

敗血症性ショックの徴候

敗血症性ショックの初期の徴候は発見が難しいことがある。上下肢への循環は正常に見えることがある。敗血症性ショックは感染またはその副産物をきっかけとして発生するため，小児に以下の徴候がみられることがある。

- すべての年齢において発熱，1歳未満の乳児では体温低下
- 意識レベルの変化（混迷あるいは易刺激性）
- 白血球数の増加または減少，あるいは凝固能の障害
- 点状出血あるいは紫斑様の発疹

治療に関する考慮事項

組織に液体が漏出するため，輸液の静脈内ボーラス投与を繰り返すと肺水腫（肺の液体貯留）および体浮腫が発症することを予測しておくべきである。ボーラス静注の投与中および投与後は心肺再評価を慎重かつ頻回に実施する。心不全の徴候（呼吸障害の増加，ラ音や肝腫大の新たな発生あるいは悪化）が見られた場合，輸液投与をただちに中止し，気道，酸素化，換気の補助の準備を整える。

血液培養を採取して抗生剤の投与による治療が必要になることを予測する。抗生物質の投与は，薬物療法開始から1時間以内が適応となる。

敗血症ショックの早期の認識と治療は，良好な転帰のために重要である。低血圧が起こる前にショックの徴候を判定する必要がある。詳細については「パート10：ショックによる緊急事態の管理」を参照のこと。

アナフィラキシーショック

アナフィラキシーショックの原因

アナフィラキシーショックは，薬物，ワクチン，食べ物，毒物，植物，毒液，またはその他の抗原に対する重度のアレルギー反応に起因する。この急性の反応は，原因アレルゲンへの暴露後，通常，数秒から数分以内に発症する。

アナフィラキシーショックでは，身体からヒスタミンおよびその他の炎症物質が放出される。この炎症物質は気道を狭窄させる。また血管を拡張させ，組織への水分漏出を起こしうる。蕁麻疹も急速に発症することが多い。小児では舌や上気道の組織の急速な腫脹により上気道閉塞が発症しうる。水分漏出は低血圧を発症しうる。敗血症性ショックでは，血流の分布異常があるため，一部の組織では適切な血流を得られなくなる。

軽度および重度のアレルギー反応

アレルギー反応は軽度の場合も重度の場合もある。ただし，軽度に見える反応が数分で重度に進展することもある。軽度および重度のアレルギー反応の徴候を以下に示す。

軽度のアレルギー反応	重度のアレルギー反応
- 鼻づまり，くしゃみ，眼の周りの痒み	- 呼吸困難
- 皮膚の痒み	- 舌と顔面の腫脹
- 赤く盛り上がる皮疹（蕁麻疹）	- ショックの徴候

アナフィラキシーショックの徴候と症状

アナフィラキシーショックの徴候と症状には以下が含まれる。

徴候	原因
不安または興奮	低酸素
吸気性喘鳴や呼気性喘鳴（あるいはその両方）を伴う呼吸障害	水分漏出による舌及び上気道組織の腫脹，炎症反応による気道狭窄
蕁麻疹	ヒスタミン放出
顔面，口唇，舌の腫脹	血管からの水分漏出
低血圧	血管の拡張と組織への水分漏出
頻拍	組織への血流異常
悪心と嘔吐	ヒスタミン等のメディエーター放出

心原性ショック

心原性ショックの原因

心原性ショックの小児では，心機能の低下に伴う循環不良がある。ポンプ不全（低収縮性），先天性心疾患，あるいはリズム異常などから生じうる。

心原性ショックの一般的な原因には以下のものがある。

- ポンプ機能の異常
- 心臓損傷（外傷など）
- 心筋の炎症
- 敗血症
- 毒物や薬物中毒
- 先天性心疾患
- 心リズム異常（不整脈）
- 心血管手術

心原性ショックの徴候

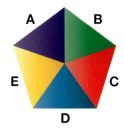

表11に小児の初期評価（第一印象）と一次評価で認める心原性ショックの典型的な徴候を示す。**太字**の部分は，心原性ショックと他のショックを区別する特異的な徴候を表す。

表 11. 心原性ショックの徴候

一次評価	徴候
Airway（気道）	意識レベルが著しく低下しない限り，通常は気道を開通し維持できる
Breathing（呼吸）	・速い呼吸（頻呼吸） ・**肺水腫に起因する呼吸努力の増加（陥没呼吸，鼻翼呼吸）**
Circulation（循環）	・頻拍 ・正常血圧，または低血圧 ・循環不良の徴候 ・**うっ血性心不全の徴候（肺水腫，肝腫大，頸静脈怒張）** ・**チアノーゼ（認められる場合と認められない場合がある）**
Disability（神経学的評価）	意識レベルの変化（早期には，易刺激性，不穏，不安，晩期には反応性の低下）
Exposure（全身観察）	四肢が体幹より冷たい場合が多い

心原性ショックの小児の再評価　心原性ショックでは，肺組織疾患あるいはチアノーゼ性先天性心疾患を伴う場合は，酸素飽和度は低下しうる。

判定と介入

心原性ショックの小児は，呼吸数が増加し呼吸努力も増加していることが多い。対照的に，循環血液量減少性ショックの小児では呼吸数は増加するが，呼吸努力の増加は**みられない**ことが多い。

心原性ショックである場合，大量の急速輸液は与えるべきでない。大量輸液は心機能を悪化させ肺内水分を増加させるおそれがある。以下に留意すること。

- 輸液ボーラス投与を少量（5〜10 mL/kg）で行う
- 輸液ボーラス投与は緩徐に行う（5〜20 分ではなく，10〜20 分）。
- ボーラス静注の投与中および投与後は心肺再評価を慎重かつ頻回に実施する。心不全の徴候（呼吸障害の増加，ラ音や肝腫大の新たな発生あるいは悪化）が見られた場合，輸液投与をただちに中止する。

心原性ショックに陥った乳児や小児では，心機能や循環の改善のため薬物療法が必要になることが多い。その他の治療として，呼吸補助（機械的換気など）や解熱など，代謝需要を下げる治療を行う。

閉塞性ショック

閉塞性ショックの原因とタイプ

閉塞性ショックは血液路の閉塞によって起こる。原因には，以下のものがある。

原因	閉塞の機序
心タンポナーデ	心嚢内への液体貯留
緊張性気胸	胸腔への空気の貯留（肺虚脱）
動脈管依存性の先天性心疾患（正常では生後，閉塞する）	心臓から大動脈への正常な血流の遮断
肺塞栓症	血栓による肺血流の阻害

血流の閉塞により，肺と組織への血流は低下する。病態が悪化するにつれて，呼吸努力の増加，チアノーゼ，およびうっ血の徴候がさらに明らかになる。

迅速な判定の重要性

閉塞性ショックの治療は原因により異なる。迅速な判定と閉塞の原因を取り除くことにより救命しうる。

判定と介入

小児が閉塞性ショック状態にあると思われる場合は，すぐに応援を呼ぶ。迅速に高度な治療を行わなければ，閉塞性ショックは急速に増悪し心停止に陥ることが多い。

閉塞性ショックは小児では希であるが，先天性心疾患，重症呼吸器疾患，外傷，緊張性気胸のある小児では見られることがある。詳細については，『PALS プロバイダーマニュアル』を参照のこと。

重症度別のショックの判定（血圧への影響）

ショックの重症度は，収縮期血圧への影響によって表される。

代償性ショック	循環不良の徴候と正常な収縮期血圧
低血圧性*ショック	循環不良の徴候と収縮期血圧低下（低血圧）

*低血圧性ショックは以前，「非代償性ショック」と呼ばれていた。

代償性または低血圧性ショックの重症度を判定することは，緊急の治療を必要とする時期を知る簡便な方法である。

ショックの重症度の判定

低血圧性ショックは，血圧測定で容易に判定できる。代償性ショックの判定は，低血圧性ショックより難しい。ショックの徴候と症状は以下によって左右される。

- ショックのタイプ
- ショックの原因

小児の血圧が正常または低血圧であってもショックが存在する場合があることを覚えておかなければならない。収縮期血圧が低下している小児でも，組織酸素必要量をまかなうのに十分な血流があることがある。一方で，正常血圧の小児が重症のショック状態にあることもある。そういった小児では，末梢脈拍が触れず意識レベルが低下しているなどの症状がみられる。

ショックの重症度を分類するのに血圧に頼るべきでは**ない**。全体的な評価に基づき決定する。初期評価を行い，外観，呼吸，循環を評価する。次に一次評価を行い，心拍数，末梢および中枢脈拍，毛細血管再充満時間，皮膚色調と温度を評価する。以下の重要点を覚えておくこと。

- 自動血圧計の測定値は四肢への末梢循環が十分な場合のみ正確である。末梢の脈拍が触知できず，四肢が冷たく，毛細血管再充満が遅延している場合，自動血圧計の測定値が信頼できないことがある。
- 代償性ショックの乳児や小児では，収縮期血圧が正常でも重度のショックで重症の疾患があることがある。

代償性ショックでは，「収縮期」血圧は正常であっても「拡張期」血圧は異常な（低いあるいは高い）ことがある。

代償性ショック

収縮期血圧は正常だが，循環不良の徴候があれば代償性ショックである。この段階のショックでは，身体は適切な血圧を維持でき，脳や心臓への血流は保たれている。皮膚や腎臓といった臓器への血流は減少していることが多いが，脳や心臓には送られている。それらの血流の変化は，ショックの徴候の一部を生ずる。徴候はショックのタイプとその重症度により様々である。

重症の疾患や外傷のある小児を評価している最中に，ショック状態にあることを示す循環不良の徴候を探すこと（表12）。

表 12. 循環不良の徴候

領域	徴候
心臓	・頻拍
脈拍	・末梢の脈拍が微弱または消失 ・中枢の脈拍が正常または微弱
皮膚	・毛細血管再充満の遅延（敗血症性ショックでは，遅延もしくは著しく促進） ・皮膚色の変化（蒼白，まだら模様，チアノーゼ） ・皮膚冷感（敗血症性ショックでは，冷感または温感）
脳	・意識レベルの低下（易刺激性，興奮，不安から反応性の低下）
腎臓	・尿量の減少

ショックの原因に対する特異的な徴候は，このパートで前述している。

ショックの判定

低血圧性ショック

以下の所見があれば，低血圧性ショックである。

- 収縮期低血圧
- 循環不良の徴候

収縮期血圧と血流を維持しようとする機構が効果的に機能しなくなると低血圧となる。小児の状態が悪化していることの重要な徴候に，意識レベルの低下がある。これは脳血流が十分保てなくなっている場合に発症する。小児の意識レベルは，易刺激性，興奮，不安から反応の低下へと進展する。低血圧は，ほとんどのタイプのショックで晩期にみられる所見である。是正しなかった場合は，ショックは回復不能になり急速に心停止に進行する。

血圧の算出式

以下の式を使用し，血圧を評価して低血圧を判定する（表 13）。

表 13. 収縮期血圧と年齢による低血圧の定義

年齢	収縮期血圧（mm Hg）
満期産の新生児（0〜28 日）	< 60
乳児（1〜12 ヵ月）	< 70
小児（1〜10 歳）（5 パーセンタイル値）	< 70 ＋（年齢× 2） （この値により，年齢相応の血圧の 5 パーセンタイル未満の収縮期血圧を推定する）*
小児 （> 10 歳）	< 90

*この 5 パーセンタイルの値は，正常な小児のほぼ 5 ％を下回る小児の収縮期血圧である（つまり正常な小児の 95 ％にとって低血圧性ということになる）。

ショックの進行

小児の状態悪化を示す徴候に注意すること。治療しなければ，ショック状態は代償性ショックから低血圧性ショック，さらに心停止に進展する。警告徴候は以下のようなものがある。

- 末梢脈拍の不触知
- 意識レベル，反応性の低下

徐脈と中枢脈拍の微弱や消失は，重篤な問題と心停止への進展のリスクを示している。

加速度的進行過程

代償性ショックから低血圧性ショックへの進展には数時間かかる場合がある。低血圧性ショックから心停止へと進行するまでには数分しかかからないかもしれない。代償性ショックから低血圧性ショックへ，さらに心停止への過程は一般的に，加速度的に進行する。

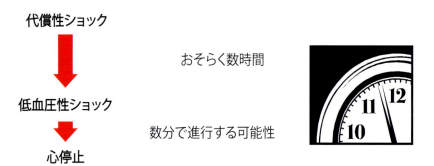

判定と介入

代償性ショックの治療は迅速に実施する。迅速に対応すれば，低血圧性ショックや心停止への進展を防止できるかもしれない。

パート 10

ショックによる緊急事態の管理

概要

重症の疾患や外傷のある小児には，ショックが判定された時点でただちに介入を行うことで大きく転帰を改善できる。

本パートではショック管理の目標，ショック状態の小児への介入について考察している。また，輸液療法についての情報と血糖のモニタリングの重要性についても言及する。

学習目標

このパートの終了時に，以下のことができるようになること。

- 心停止，呼吸障害，またはショックを伴う小児を含む，重症の疾患や外傷のある小児の初期の安定化を実施する*

*呼吸障害および心停止については，このプロバイダーマニュアルの別の項目で説明する。

コースの準備

PEARS プロバイダーコース中は，インストラクター主導のショックのケースディスカッションに積極的に参加すること。ショック状態の小児への適切な介入を学習すること。

ショックの管理の目標

ショックの管理の目標は以下のものである。

- 血中酸素含有量の改善
- 組織への血流の改善
- 組織酸素需要の減少
- 臓器機能の補助
- 心停止の予防

ショック状態の小児への迅速な介入が救命につながる。ショックを起こす事象から治療の開始までの時間が長いほど，転帰は不良になる。ショック状態の小児が心停止に至ると，生存の可能性は一般的に低い。

パート 10

警告徴候

重症の疾患や外傷のある小児の状態が悪化している徴候に注意しなければならない。ショック状態の小児の状態悪化を示す警告徴候には以下のものがある。

- 頻拍の増加
- 末梢の脈拍が触れない
- 中枢の脈拍の微弱化
- 毛細血管再充満時間の延長を伴う手や足の冷感
- 意識レベルの低下
- 低血圧（晩期の所見）

いったん低血圧になると，心停止に進行しないまでも，臓器障害が生じることがある。

判定と介入

効果的な介入と良好な転帰のためには，代償性ショックの早期認識が重要である。

ショックの初期管理

ショック状態にある小児の初期管理には，本パートで後述する表 15 にまとめた介入が含まれる。迅速な行動がショック状態の小児の救命につながることがある。とるべき行動は，職務範囲と地域のプロトコールに従う。

判定と介入

ショックの徴候を認識したら，応援を呼び，専門家への相談を行うべきである。

ショックの一般的な管理は，以下の要素から構成されている。

- 応援を呼ぶ
- 小児の体位を整える
- 酸素を投与する
- 換気を補助する
- 血管を確保する
- 経静脈輸液療法を実施する
- モニタリングする
- 頻回の再評価を実施する

これらの介入の多くは同時に実施してもよいことに注意する。

ショックによる緊急事態の管理

応援を呼ぶ	ショックのタイプによっては，職務範囲を超えた救命処置が必要な場合があることを覚えておく。ショック状態の小児に対するもっとも重要な介入が応援を呼ぶことである場合がある。例えば，蘇生チームを呼ぶ，緊急対応システムに出動を要請する，より熟練のプロバイダーを呼ぶなどである。
体位を整える	ショック状態の小児では，体位変換が重要である。 • 気道を開通して維持させる。必要であれば気道を補助する準備をする。 • 低血圧の小児は仰臥位にする。十分な呼吸をしていることを確かめる。酸素化や換気による補助の準備をしておく。
酸素投与	気道が開通していることを確認する。必要があれば気道を補助する準備をする。ショック状態にある小児には必ず高濃度の酸素を投与する。この場合，通常は非再呼吸式マスクによる投与が最良である。
換気補助	呼吸数と呼吸努力を評価する。必要があればバッグマスク器具で換気を補助する準備をする。
血管路確保	気道と呼吸の補助の次に優先されるのは血管路確保である。血管路確保は輸液療法と薬物投与のために必要である。代償性ショックの小児では，迅速に確保できるなら末梢静脈路確保が好ましい。末梢静脈路がすぐに確保できない場合は，骨髄路を確保する必要がある。骨髄路確保は緊急の際に使用されるタイプの血管路確保である。低血圧性ショックの小児では迅速な血管路確保が重要である。

判定と介入

低血圧性ショックの小児では迅速な血管路確保が必要である。迅速に静脈路が確保できない場合，骨髄路確保の準備をする。

経静脈輸液療法	血管路を確保したら，ただちに経静脈輸液ボーラス投与を開始する。

判定と介入

血流と血圧を回復させるため，5〜20分かけて等張晶質液*（生理食塩液または乳酸リンゲル液など）20 mL/kg をボーラス静注する。心臓の収縮力が不良であることが疑われる場合，より少ない量（5〜10 mL/kg）をより長い時間かけて（10〜20分）かけてボーラス投与することを覚えておくこと。心不全の徴候（呼吸障害の増加，ラ音や肝腫大の新たな発生あるいは悪化）が見られた場合，輸液投与をただちに中止する。

再評価し，血圧と組織灌流を回復させるために必要に応じて 20 mL/kg のボーラス投与を繰り返す。心拍数，毛細血管再充満，意識レベル，尿量など，終末臓器への灌流状態を示す臨床的徴候に基づいて輸液のボーラス投与を繰り返す。

*本パートで後述する「等張性晶質液」を参照のこと。

輸液のボーラス投与を行ったら心不全の徴候がないかモニターする。以下の徴候を認めた場合は，ただちに輸液の投与を中止する。

- 呼吸障害の進行や増悪の徴候（肺の液体貯留の存在を示唆する）
- 酸素飽和度の低下
- ラ音の出現または悪化
- 肝腫大

必要に応じて酸素化や換気による補助の準備をしておく。

モニタリング

頻回あるいは継続的なモニタリングを行い，輸液蘇生の効果を評価する（表14）。

表14. 循環器系緊急事態におけるモニタリング

頻回または継続的なモニタリングの対象	期待される改善の徴候
パルスオキシメータによる酸素飽和度	室内気で≧94%
心拍数	年齢および臨床状態に対して適切である。通常は頻拍から正常値の範囲に収まる（パート5の表4「正常心拍数」を参照）
末梢脈拍	弱い脈拍が強くなり，反跳脈は反跳が低下するものの引き続き強い状態を保つ
毛細血管再充満時間	2秒以内に短縮される
皮膚色および皮膚温	正常な皮膚色および粘膜，四肢の温感
血圧	年齢に応じた正常範囲に上昇し（パート5の表5「年齢別の典型的な血圧」を参照），正常な脈圧になる
意識レベル	小児がより適切な反応を示すようになる（意識状態が改善する）
血糖	早期産の新生児および満期産の新生児 ＞45 mg/dL 乳児，幼児，青少年 ＞60 mg/dL
持続的な体液喪失	出血や下痢が制御されている
尿量	乳児および年少児 1時間あたり ＞1.5～2 mL/kg 年長児および青少年 1時間あたり ＞1 mL/kg

ショックによる緊急事態の管理

頻回の評価

以下を目的として，小児の呼吸，循環，意識レベルを頻回に評価する。
- 小児の状態の傾向を評価する
- 治療に対する反応を判断する
- 次の介入を計画する

小児の状態は急速に変わりうる。頻回の評価によって，介入が必要なタイミングを認識することができる。小児の状態が安定するか，高度な治療のできる施設に搬送されるまで，頻回に再評価を繰り返す。

判定と介入

ショック状態にある小児の状況は刻々と変化する。小児を継続的にモニタリングし頻回に評価すること。それによって小児の状態の傾向や介入への反応がわかる。

まとめ：一般的な管理

表 15 に，本項で考察しているショックの一般的な管理をまとめている。

判定と介入

ショックの徴候が見られる乳児または小児を治療するときには，応援を呼ぶか，専門の医師に相談することを忘れないようにする。

表 15. ショックの初期管理の基本

応援を呼ぶ。
小児の体位を整える。
小児が低血圧で，呼吸に障害がなければ，小児に仰臥位を取らせる。
非再呼吸マスクを使用して高濃度酸素を投与する。
必要であれば気道と換気を補助する。
血管（静脈路／骨髄路）を確保する。
早期に骨髄路を考慮する（職務範囲による）。

（続く）

（続き）

ショックに対する静脈路／骨髄路輸液ボーラス投与を開始する。

- 等張晶質液は 20 mL/kg を 5〜20 分かけて静脈路（不安定な患者では，静脈路を確保できない場合は骨髄路）ボーラス投与する。ボーラス静注の投与中および投与後は心肺再評価を慎重かつ頻回に実施する。心不全の徴候（呼吸障害の増加，ラ音や肝腫大の新たな発生あるいは悪化）が見られた場合，輸液投与をただちに中止する。輸液ボーラス投与を耐容できる場合は必要に応じて繰り返し，持続性のショック症状を治療する。
- 心筋機能障害が認められるか疑われる場合は，より少量の輸液（5〜10 mL/kg）をよりゆっくりと（10〜20 分）ボーラス投与する。

モニター

- パルスオキシメータによる酸素飽和度
- 心拍数
- 脈拍
- 毛細血管再充満時間
- 皮膚色および皮膚温
- 血圧
- 尿量
- 意識レベル
- 血糖

頻回に再評価する

- 傾向を評価する
- 治療に対する反応を判断する

専門医に相談する

ショックに対する経静脈輸液療法

ショックの介入には静脈路あるいは骨髄路からの輸液療法が含まれる。輸液療法の主な目標は組織への適切な血流を回復することである。輸液療法の速度と量は小児のショックのタイプと重症度によって決まる。循環血液量減少性と血液分布異常性ショックの治療では迅速な輸液療法が用いられる。他のショックのタイプや状態ではボーラス投与の輸液量と投与速度を調整する必要がある。

等張晶質液あるいはコロイド液が経静脈輸液ボーラス投与に用いられる。血液や血液製剤は血液喪失の補充やある種の血液凝固障害の是正に用いられる。しかし，それらは一般的にショック状態の小児に対する輸液ボーラス投与で第一に選ばれるものではない。

ショックを認識し輸液ボーラスが必要なときは，必ず応援を呼ぶこと。

等張晶質液

ショック状態の小児に対して，血液量補充のための初期輸液としては，以下のような等張晶質液が望ましい。

- 生理食塩液
- 乳酸リンゲル液

これらは安価かつ入手が容易で，合併症もほとんど引き起こさない。循環血液量減少性ショックの治療では，複数回の輸液ボーラス投与が必要となることがある。

健常な小児では大量輸液の急速注入に十分耐えられる可能性がある。しかし，心疾患あるいは腎疾患のある重症の小児に大量の輸液投与を行うのは避けるべきである。

ショックの輸液ボーラス投与では，ブドウ糖（グルコース）含有輸液を使用してはならない。これを行うと高血糖を引き起こすことがある。結果として尿量が増え循環血液量減少やショックの増悪に至る可能性がある。また，電解質平衡異常が発生することもある。

ショックに対する輸液療法の速度と量

ショック状態の小児に対する輸液のボーラス投与を開始する。典型的に 20 mL/kg の等張晶質液をボーラス投与する。ショックのタイプに応じて 5～20 分かけてボーラス投与する。小児の体重が不明の際は，体重を推定するために，カラーコード化された身長別蘇生テープを用いる。

ショックのタイプに応じて等張晶質液の適切な量と投与速度を決定する

ショックのタイプ	輸液投与量（mL/kg）	投与速度
循環血液量減少性ショック 血液分布異常性ショック	20	より急速にボーラス投与を行う（5～20 分かける）
心原性ショック（心機能が不十分）	5～10（より少ない量の輸液）	より緩徐に輸液ボーラスを行う（10～20 分かける）

ボーラス静注の投与中および投与後は心肺再評価を慎重かつ頻回に実施する。心不全の徴候（呼吸障害の増加，ラ音や肝腫大の新たな発生あるいは悪化）が見られた場合，輸液投与をただちに中止する。輸液ボーラス投与を耐容できる場合は必要に応じて繰り返し，持続性のショック症状を治療する。詳細については，『PALS プロバイダーマニュアル』を参照のこと。

輸液急速投与

小児の経静脈輸液ルーチン投与で使用される器具では，ショック状態の小児に必要な速度で輸液をボーラス投与できない。急速輸液投与を容易にするには，以下を行う。

- 特に輸血または膠質液が必要な場合は，可能な限り太い静脈カテーテルを使用し，理想的には 2 本のカテーテルを挿入する。
- 点滴ラインにインライン三方活栓を取り付ける。
- 30～60 mL のシリンジを使用して三方活栓から輸液を投与するか，加圧バッグ（空気塞栓の危険性に注意）または急速輸液装置を使用する。
- 静脈路を確保できない場合は，骨髄路を確保する。

注意：経静脈輸液ポンプを用いた急速輸液（例：999 mL/時）は，体重が 20 kg を超える小児のボーラス投与では十分な速度にならない。例えば，50 kg の敗血症性ショックの小児では，理想的には 1 L の晶質液を 5～20 分で投与する必要がある。注入速度を 999 mL/時に設定した輸液ポンプを用いてこの量を投与すると 1 時間かかる。この速度はショック状態の小児に対する輸液ボーラス投与としては遅すぎる。

パート 10

頻回の評価

輸液蘇生の間，頻回の評価を行う。以下のためにモニタリングする。

- 輸液をボーラス投与するごとに，治療に対する反応を評価する。
- 追加の輸液のボーラス投与が必要かどうかを判断する。
- 輸液ボーラス投与中および投与後に，呼吸努力の増強あるいは肺の液体貯留の徴候がないか評価する。

改善の状態をモニタリングする（表 14）。小児の状態が輸液のボーラス投与後に悪化している（呼吸障害の増加，ラ音や肝腫大の新たな発生あるいは悪化などの心不全の徴候がが見られた）場合，輸液投与をただちに中止すべきである。心原性または閉塞性ショックなどその他のタイプのショックが見られることもある。呼吸努力の増強は肺水腫（肺への液体貯留）の発現や酸素化と換気の補助の必要性を示唆することもある。

血糖値

ショックの徴候が見られる小児では，グルコース濃度のモニターが重要である。低血糖は，重病の小児によくみられる所見である。低血糖が認識されず効果的な治療が行われない場合，脳損傷に至る可能性がある。特に年少乳児ではグルコースは正常な心機能にも欠かせないものである。

血糖モニタリング

すべての重篤な乳児および小児（意識レベル低下，ショック，呼吸障害など）については，できるだけ早く血清グルコース濃度を測定する。血糖はベッドサイド装置あるいは検査室解析で測定できる。

ボーラス輸液療法では，グルコース含有輸液を投与してはならない。ただし，低血糖が認められる，あるいは強く疑われる場合はグルコース投与が必要となることがある。小さい乳児や慢性疾患の小児では，グリコーゲン（グルコースが体内で貯蔵される形態）の貯蔵量が制限される。ショック発症中はこの貯蔵グリコーゲンが急速に消耗され，低血糖にいたることがある。グルコースを含まない輸液を静脈内投与された乳児は，低血糖に陥るリスクが高まる。

判定と介入

ベッドサイド装置が利用できる場合は，低血糖の存在を確認するためにすべての重症の疾患または外傷のある小児に対して迅速な血糖測定を行うこと。低血糖が存在する場合，迅速に介入し応援を呼ぶべきである。

ベッドサイド血糖測定の方法

コース中は迅速ベッドサイド血糖測定を行わないが，低血糖を除外するために重症の疾患あるいは外傷のあるすべての小児に血糖測定を行うべきであると覚えておくことは重要である。低血糖はショックや意識レベルの低下の原因となりうる。

次の手順は迅速ベッドサイド血糖測定の一般的なガイドである。使用する器具や地域のプロトコールに基づき，手順を適宜修正すること。

手順	行動
1	穿刺部位を清潔にする
2	必要があれば新しい針を針器具に挿入する
3	血糖測定器と試験紙を用意する（この手順は製造業者によって異なる）
4	針を用いて穿刺部位から少量の血液を採取する
5	試験紙に血液を置き，血糖測定器に挿入する
6	測定器が結果を表示する
7	使用済みの針を所定の容器に廃棄する

低血糖の診断

小児の外観から低血糖を判定できない場合がある。乳児や小児によっては低血糖の症状がほとんどないことがある。他にも，非特異的な徴候を示す小児がいる。非特異的な徴候には，循環不良，頻脈，低血圧，発汗，易刺激性あるいは嗜眠，低体温がある。これらは酸素飽和度の低下やショックなどの他の問題や状態も示唆する場合がある。

下に示したグルコース濃度閾値に加え，症候性低血糖は次のような臨床徴候の存在によって定義される。

- 頻拍
- 発汗
- 意識レベルの変容（興奮，嗜眠，あるいはけいれん）

特異的な値がすべての患者に当てはまるわけではないが，次に示す最低許容グルコース濃度を用いて低血糖を定義することができる。

年齢	コンセンサスを得た低血糖の定義（mg/dL）
早期産の新生児	＜ 45
満期産の新生児	
乳児	＜ 60
小児	
青少年	

表に掲げる低血糖の定義は，健康な空腹状態の乳児や小児から採取したサンプルに基づいている。グルコース濃度はストレスのかかっている重症の疾患または外傷のある小児では，これより高い値になることがある。

低血糖の管理

低血糖の管理についての推奨事項は以下のとおりである。

状況	介入時に投与するもの
反応のある小児で血糖値が低い	ショック状態でなければグルコースの経口投与（オレンジジュースや他のグルコースを含んだ飲料水など）
反応のない，またはショック状態の小児で血糖値が低い	ブドウ糖の静脈内／骨髄内投与（ブドウ糖はグルコースと同じ）

低血糖の治療のためブドウ糖（0.5～1 g/kg）を静脈内投与する場合，以下のいずれかを投与する。

- $D_{25}W$（25％ブドウ糖液）：2～4 mL/kg
- $D_{10}W$（10％ブドウ糖液）：5～10 mL/kg

ブドウ糖の投与後は，ベッドサイド器具でグルコース濃度を評価する。

判定と介入

グルコース濃度の低下を判定したら応援を呼ぶこと。

リソース

循環器系緊急事態の管理に用いる器具と手技

コースの準備

PEARS プロバイダーコースの間，次のスキルが実演される場合がある。

- 心電図モニター
- 輸液蘇生
- 身長別カラーコード化蘇生テープ
- アドレナリン自己注射器

心電図モニター

心臓モニタリング手順

以下の手順に従って心電図モニターを接続する。手順は個々の装置にあわせて調整すること。

手順	行動
1	電源を入れる
2	心電図（ECG）のリードを小児に装着する（図24）： 　白リード—右肩 　赤リード—左側胸部あるいは腹部 　アース（黒，緑，茶色）—左肩 図 24. 心電図モニタリングのリードの位置
3	標準四肢誘導を表示するように装置を手動心電図モニタリングモードに変える
4	視覚的にモニター画面をチェックし心拍数を評価する

リソース

輸液蘇生

コースの準備

ケースディスカッション中と臨床現場で，輸液蘇生のために緊急に血管路確保が必要な小児を認識する必要がある。ショック状態の患者に投与する輸液ボーラスのタイプを知る必要がある。初期蘇生には等張晶質液を用いる（パート10の「ショックの初期管理」を参照）。また，輸液ボーラスの方法も知っておくこと。

シリンジと三方活栓を用いた輸液ボーラスの方法

微量点滴システム（1 mLあたり60滴）では，ショックの小児に必要なほど迅速に輸液ボーラスをすることができない。シリンジと三方活栓を用いて適切に輸液ボーラスを行う方法を知るべきである。

以下の手順に従って，シリンジと三方活栓を用いた輸液ボーラス投与を行う。

手順	行動
1	静脈路／骨髄路をまだ確保していない場合は確保する。静脈路／骨髄路が正しく挿入されているかを確認する。
2	三方活栓をつけた等張晶質液のバッグを静脈／骨髄路に接続する。 静脈路／骨髄路チューブのTコネクターと静脈路チューブの間に三方活栓をつなげる。（三方活栓がないときはシリンジのみ注射ポートに接続する）
3	大きなシリンジを三方活栓に接続する。（三方活栓がないときは，太い針を用いてシリンジを注射ポートに挿入する）
4	輸液をシリンジに引く • 小児側の活栓を閉め，シリンジと等張晶質液のバッグの間の活栓を開く • シリンジの引き具を引き，必要な量の輸液をシリンジに満たす • 輸液側の活栓を閉め，シリンジと小児の間の活栓を開く
5	迅速に輸液ボーラスを行う • 三方活栓のうち，小児とシリンジの間の活栓が開き，等張晶質液バッグ側が閉じていることを確認する • シリンジの引き具を押すことで，液体がチューブから小児に流れる • 目標量全量が投与されるまで手順4と5を繰り返す ボーラス投与後，小児と輸液バッグの間の三方活栓を開く（シリンジ側を止める）。輸液速度を指示通りセットし直す。

ボーラス静注の投与中および投与後は心肺再評価を慎重かつ頻回に実施する。心不全の徴候（呼吸障害の増加，ラ音や肝腫大の新たな発生あるいは悪化）が見られた場合，輸液投与をただちに中止する。輸液ボーラス投与を耐容できる場合は，後続の急速輸液ボーラス投与にこの手順を必要に応じて繰り返し，持続性のショック症状を治療する。

身長別カラーコード化蘇生テープ

コースの準備　コースでは，身長別カラーコード化蘇生テープの使用を求められることがある（表16）。このテープ（または同様のリソース）は緊急時に，蘇生器具および物品の正しいサイズを選択するため，また薬物用量算出のための小児の体重（不明の場合）を決めるためによく使用される。

表16. 身長別カラーコード化蘇生テープ

器材	灰色* 3～5 kg	ピンク 小さい乳児 6～7 kg	赤 乳児 8～9 kg	紫 幼児 10～11 kg	黄色 小さい小児 12～14 kg	白 小児用 15～18 kg	青 小児用 19～23 kg	オレンジ 大きい小児 24～29 kg	グリーン 成人用 30～36 kg
蘇生バッグ		乳児用／小児用	乳児用／小児用	小児用	小児用	小児用	小児用	小児用	成人用
酸素マスク（非再呼吸式）		小児用	小児用	小児用	小児用	小児用	小児用	小児用	小児用／成人用
口咽頭エアウェイ（mm）		50	50	60	60	60	70	80	80
喉頭鏡ブレード（サイズ）		1 直型	1 直型	1 直型	2 直型	2 直型	2 直型 または曲型	2 直型 または曲型	3 直型 または曲型
気管チューブ（mm）†		3.5 カフなし 3.0 カフ付き	3.5 カフなし 3.0 カフ付き	4.0 カフなし 3.5 カフ付き	4.5 カフなし 4.0 カフ付き	5.0 カフなし 4.5 カフ付き	5.5 カフなし 5.0 カフ付き	6.0 カフ付き	6.5 カフ付き
気管チューブの長さ（cm）	3 kg 9～9.5 4 kg 9.5～10 5 kg 10～10.5	10.5～11	10.5～11	11～12	13.5	14～15	16.5	17～18	18.5～19.5
吸引カテーテル（F）		8	8	10	10	10	10	10	10～12
血圧カフ	新生児用#5／乳児用	乳児用／小児用	乳児用／小児用	小児用	小児用	小児用	小児用	小児用	成人用（小）
静脈留置カテーテル（Ga）		22～24	22～24	20～24	18～22	18～22	18～20	18～20	16～20
骨髄針（Ga）		18/15	18/15	15	15	15	15	15	15
経鼻胃管（F）		5～8	5～8	8～10	10	10	12～14	14～18	16～18
尿道カテーテル（F）	5	8	8	8～10	10	10～12	10～12	12	12
胸腔ドレーンチューブ（F）		10～12	10～12	16～20	20～24	20～24	24～32	28～32	32～38

略語：F：フレンチ，Ga：ゲージ
*灰色の列でサイズの記載がない場合は，ピンクまたは赤の列のサイズを用いる。
†『AHA ガイドライン 2010』によると，院内ではカフ付き，カフなしのどちらも使用できる。
次の文献を一部改変：The Broselow-Luten System™ Pediatric Emergency Reference Tape and Medication Guide are © 2017 Vyaire Medical, Inc. 英語版からの翻訳作成はアメリカ心臓協会（American Heart Association, AHA）が責任を負う。

アドレナリン自己注射器

コースの準備　アドレナリン自己注射器の的確な使用方法を知る。最近の自己注射器は音声ガイドによってアドレナリン投与の手順を指示するものもある。

リソース

的確な方法

アドレナリン自己注射器を使用する前に，安全に使用できることを早急に確認する。次の場合は使用してはならない。

- 溶液が変色（薬剤が見える場合）
- 自己注射器の窓が赤色

的確にアドレナリン自己注射器を使用するために以下の手順に従う。

手順	行動
1	包装からアドレナリン自己注射器を取り出す。
2	安全キャップを外す。包装に印刷されている説明に従う。
3	握って注射器の円筒を保持する。針が出てくるため注射器の端に触らない。
4	小児の脚を抑えて固定し，針のある端を，小児の大腿側面の臀部と膝のおよそ中間に強く押しつける。注射は衣服の上からでも，直接素肌に行ってもよい。
5	定位置で約3秒間注射器を保持する。
6	まっすぐ引いて針を抜く。

パート 11

ショックケースディスカッション

ビデオケースディスカッションおよびケースシナリオに関するリソース

コースの中で,ショック状態にある重症の疾患や外傷のある小児の短い映像* を見る。インストラクターは,それぞれのケースにおいて,小児における体系的なアプローチについてのディスカッションを促す。ディスカッションは後述する小児評価のトライアングルの形式に従う。

*評価スキルの向上に役立てるため PEARS プロバイダーコースでは遭遇する可能性のある医学的問題を抱えた実際の小児の映像を用いる。そうした映像は,視聴者を動揺させる場合がある。同じ場面が繰り返し示されたり,一部編集されたりしているが,これは適正な評価時間を与え,重要な学習ポイントを強調するためである。
映像撮影の目的で医療処置を遅らせたことは一切ない。映像中のすべての小児は,通常は小児病院で適時に適切な医療処置を受けている。撮影前に同意を得た。

初期評価 初期評価(第一印象)とは,**小児評価のトライアングル**を使用して「診察室の入り口から」最初にざっと(数秒で)観察して得られる所見である。

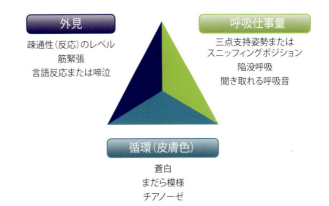

外見	反応／やりとり(意識なし,易刺激的,意識清明など)
呼吸仕事量	呼吸仕事量の増加,呼吸努力の消失または減弱,あるいは聴診器なしで聞こえる異常音
循環(皮膚色)	チアノーゼ,蒼白,まだら模様などの皮膚色の異常は,循環または酸素化に問題があることを示している可能性がある

致死的な問題を迅速に判定することを目的とする。

パート 11

反応があるまたは反応がない	小児が環境に反応する様子がなく，ぐったりとしている場合は，小児の反応の有無をチェックする。意識がなく，かつ，呼吸がないか，または死戦期呼吸の状態か？そうであれば，適切な救急治療を提供し，救急対応システムに出動を要請する。 小児に反応があれば「評価－判定－介入」の手順を継続する。
「評価－判定－介入」の手順を継続する	重症の疾患や外傷のある小児を治療する際には，「評価－判定－介入」の手順を使用する。 • 小児を評価し，その疾患または状態について情報を収集する。 • 障害があれば，そのタイプと重症度を判定する。 • 適切な処置により介入し，問題を治療する。 次いで，「評価－判定－介入」の手順を繰り返す。このプロセスを継続する。
評価 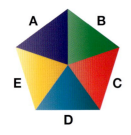	一次評価を用いて評価する。呼吸のケースでは気道と呼吸（A と B）のみ評価したが，循環のケースでは気道，呼吸，循環，神経学的評価，全身観察（ABCDE）を評価する必要がある。 PEARS ポケットリファレンスカードや付録の「小児における体系的なアプローチの概要」を参照する。

Airway（気道）

開通している	開通を維持できる	開通を維持できない

Breathing（呼吸）

呼吸数と呼吸パターン	呼吸努力		胸郭拡張および気流	異常な肺音と気道音		パルスオキシメータによる酸素飽和度
正常 不規則 速い 遅い 無呼吸	正常 増加 • 鼻翼呼吸 • 陥没呼吸 • 頭部の上下首振り • シーソー呼吸	不十分 • 無呼吸 • 弱い啼泣または咳	正常 減少 左右差 呼気の延長	喘鳴 いびき 犬吠様咳嗽 嗄声 呻吟	ゴロゴロ音 呼気性喘鳴 ラ音 左右差	正常な酸素飽和度 （≧ 94 %） 低酸素血症 （＜ 94 %）

Circulation（循環）

心拍数	脈拍		毛細血管再充満時間	皮膚色および皮膚温		血圧
	中枢	末梢				
正常 速い（頻拍） 遅い（徐脈）	正常 微弱 なし	正常 微弱 なし	正常：≦ 2 秒 延長：＞ 2 秒	蒼白 まだら模様 チアノーゼ	温かい皮膚 皮膚冷感	正常 低血圧

Disability（神経学的評価）

AVPU 小児反応スケール				瞳孔径・対光反射		血糖	
Alert（意識清明）	Responds to **V**oice（声に反応）	Responds to **P**ain（痛みに反応）	**U**nresponsive（意識なし）	正常	異常	正常	低い

Exposure（全身観察）

体温			皮膚	
正常	高い	低い	発疹（紫斑など）	外傷（損傷, 出血など）

タイプと重症度による判定

呼吸障害, 循環障害またはその両方のいずれであるかを判定する。その問題のタイプと重症度を判定する。障害のタイプと重症度別に, それぞれに関連して認められることが多い, 一般的な臨床徴候を下表に記載した。

	タイプ	重症度
呼吸障害	・上気道閉塞 ・下気道閉塞 ・肺組織疾患 ・呼吸調節の障害	・軽度の呼吸障害 ・重度の呼吸障害
循環器障害	・循環血液量減少性ショック ・血液分布異常性ショック（敗血症性ショック, アナフィラキシーショックなど） ・閉塞性ショック ・心原性ショック	・代償性ショック ・低血圧性ショック
心停止		

循環緊急事態に対する判定（ショック）	
循環器障害	
徴候	問題のタイプ
循環不良の徴候 ・頻拍 ・末梢の脈拍が微弱または消失 ・中枢の脈拍が正常または微弱 ・毛細血管再充満時間の遅延 ・皮膚色の変化（蒼白, まだら模様, チアノーゼ） ・皮膚冷感 ・意識レベルの低下 ・尿量の減少	循環血液量減少性ショック
・循環不良の徴候（上記参照）がみられることがある, または ・温かく, 紅潮した皮膚と正常な毛細血管再充満が見られることがある ・末梢の脈拍は反跳することがある ・ラ音が聞かれることがある ・点状出血または紫斑（敗血症性ショック）	血液分布異常性ショック
重症度	
代償性ショック ・循環不良の徴候と正常な収縮期血圧 **低血圧性ショック** ・循環不良の徴候と収縮期血圧低下（低血圧）	

パート 11

介入

ショックの管理を迅速に参照するため，PEARS ポケットリファレンスカードまたは付録の「小児のショック管理フローチャート」を参照のこと。

小児のショック管理フローチャート

すべての患者への一般的な管理
• 応援を呼ぶ • 小児の体位を整える • 高流量酸素を投与する • 必要であれば気道と換気を補助する • 血管路確保（静脈路／骨髄路） • ショックに対する静脈路／骨髄路輸液ボーラス投与を開始する • 酸素飽和度, 心拍数, 末梢の脈拍触知, 毛細血管再充満時間, 皮膚色と体温, 血圧, 尿量, 意識レベル, 血糖値をモニターする • 頻回に再評価する
循環血液量減少性ショック
• 20 mL/kg の生理食塩水／乳酸加リンゲル液ボーラス（必要なら繰り返す） • 外出血をコントロールする（もしあれば）
血液分布異常性ショック（敗血症性ショックなど）
• 20 mL/kg の生理食塩水／乳酸加リンゲル液ボーラス（必要なら繰り返す）

詳細については，「パート 10：ショックによる緊急事態の管理」を参照のこと。

パート 12

チームダイナミクス

効果的なチームダイナミクス

蘇生処置を成功させるには,多くの場合,ヘルスケアプロバイダーがさまざまな処置を同時進行で実施する必要がある。CPRの訓練を受けた1人のバイスタンダー(その場に居合わせた人)が,患者が倒れた直後にその蘇生に成功する場合もありうるが,通常は複数のヘルスケアプロバイダーが連携して協力する必要がある。効果的なチームワークがあれば,作業は分担して行われ,望ましい結果が得られる可能性が高まる。

蘇生を成功に導く優れたチームとは,専門の医療知識を有し,蘇生技能に精通しているだけでなく,効果的なコミュニケーション能力およびチームダイナミクスも備えている。本書のパート12では,チームの役割の重要性,効果的なチームリーダーおよびチームメンバーの行動,および効果的で優れたチームダイナミクスの各要素について説明する。

コース受講中は,優れた模擬蘇生チームにおいて,現場に最初に到着する救助者などのさまざまな役割をロールプレイする実習が予定されている。

学習目標

このパートの終了時に,以下のことができるようになること。
- 効果的なチームダイナミクスを応用する

コースの準備

コース受講中,受講者はチームメンバーとして2つの心停止ケースシナリオに参加する。その際,このパートで説明されている行動を手本とすることが求められる。

チームのリーダーおよびメンバーの役割

図25は,チーム蘇生における6つの役割と,他のチームメンバーが患者のもとに到着した時点で,各プロバイダーが優先順位の高い作業を引き継いでいく仕組みを示したものである。

Life Is Why

Education(教育)Is Why

心疾患は,世界の死因第1位を占めており,毎年1700万人以上が死亡している。AHAが科学の進歩に伴ってトレーニングソリューションに変化を加え,すべての人が命を救うことに役立てるという意識を高めているのはそのためである。

パート 12

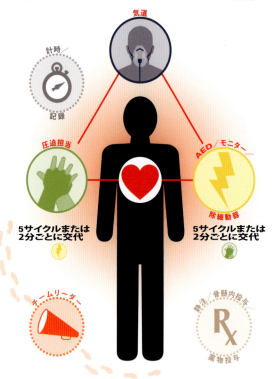

6名で構成される高いパフォーマンスチームの配置*

蘇生における役割のトライアングル

圧迫担当
- 患者を評価する
- 胸骨圧迫を5サイクル実施する
- 5サイクルごと，または2分ごとに（疲労の徴候が認められるようになった場合はもっと早く），AED/モニタリング/除細動器と交代する。

AED/モニター/除細動器
- AED/モニター/除細動器を準備し，操作する
- 5サイクルごと，または2分ごとに（疲労の徴候が認められるようになった場合はもっと早く），できればリズム解析時に，圧迫担当と交代する。
- モニターがある場合，チームリーダー（およびチームのほとんどのメンバー）から見える位置にモニターを設置する

気道
- 気道を確保する
- バッグマスク換気を行う
- 適宜，気道補助用具を挿入する

チームがコードを所有する。自分自身の安全を確保するため以外，チームメンバーはトライアングルを離れない。

リーダーシップの役割

チームリーダー
- どの蘇生チームも，決められたリーダーがいなければならない
- チームメンバーに役割を割り当てる
- 治療に関する決定を行う
- 必要に応じて他のチームメンバーにフィードバックを提供する
- 割り当てられていない役割の責任を負う

静注/骨髄内/薬物投与
- PALSプロバイダーの役割
- 静脈路/骨髄路の確保を開始する
- 薬物を投与する

計時/記録
- 介入時間および薬物投与を記録する（およびこれらを次に行うべき時に知らせる）
- 圧迫時の中断の頻度と長さを記録する
- これらをチームリーダー（および他のチームメンバー）に伝える

*これはチームのフォーメーションの一例である。役割については，地域のプロトコールに適応させてもよい。

A

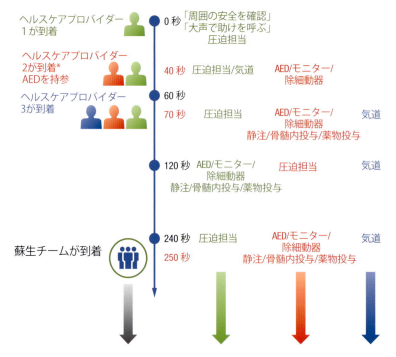

B

*救助者が2名以上いる場合，ヘルスケアプロバイダー1名がチームリーダーの役割を担うこと。

図25. A：ケースシナリオの実践時および臨床的イベントの発生時に推奨されるチームリーダーとチームメンバーの配置。**B**：優先順位に基づく複数救助者の対応。この図は，シームレスで一刻を争う統合されたチームアプローチによる蘇生を示しており，役割と介入の優先順位がつけられ，患者のもとに資器材・要員が到着するに従い割り当てられる。時間（秒）は，状況，対応時間，地域のプロトコールにより異なる場合がある。

チームダイナミクス

チームリーダーの役割

チームリーダーの役割は多面的である。チームリーダーには,以下の役割が期待される。

- グループを組織する
- チームメンバーの個々の仕事ぶりをモニタリングする
- チームメンバーを支援する
- 優れたチーム行動のモデルを示す
- 訓練および指導をする
- 理解を促す
- 患者治療を包括的に把握する

すべての優れたチームには,グループの作業を組織するリーダーが必要となる。チームリーダーは,各チームメンバーの個々の行動をモニターし統合することで,すべての作業が適切なタイミングと方法によって実施されることを確認する責任がある。チームリーダーの役割は,個々の音楽家を束ねるオーケストラ指揮者の役割に似ている。指揮者同様,チームリーダー自身は楽器を演奏しない代わりに,オーケストラの各メンバーが全体的な楽曲にどのように適合するかを把握している。

また,チームだけでなく,蘇生処置に携わる人や蘇生に関心を持つ他の人々のために,優れたチーム行動およびリーダーシップ技能のモデルを示すことも,チームリーダーの役割である。チームリーダーは,将来のチームリーダーの訓練,およびチームの効率性向上のため,教師やガイドの役割を果たす必要がある。場合によっては,チームリーダーは蘇生処置後に,次回の蘇生処置に備え,分析,批評,および実習を実施する。

またチームリーダーは,ある作業を特定の方法で実施しなければならない理由について,チームメンバーが理解できるように支援する。

チームリーダーは以下の事項がなぜ重要なのかを説明できなければならない。

- 胸部の中央を強く速く圧迫する
- 胸郭が完全に元に戻ることを確認する
- 胸骨圧迫の中断を最小限にする
- 過換気を避ける

優れたチームのメンバーは各自の作業に集中する必要があるが,チームリーダーは患者治療を包括的に把握しなければならない。

各チームメンバーの役割

チームメンバーは,各自の職務範囲で認められたスキルに習熟している必要がある。蘇生処置が成功するためには,優れたチームのメンバーに以下のことが求められる。

- 役割分担についての明確な理解
- 役割の責任を遂行する心構え
- 蘇生スキルにおける習熟
- 各アルゴリズムへの精通
- 成功に向けた全力の取り組み

効果的なチームダイナミクスの8つの要素

明確な役割および責任

チームの全メンバーが，各自の役割および責任を把握している必要がある。1つ1つ形の異なるピースが組み合わされてジグソーパズルが完成するように，各チームメンバーの役割はそれぞれ固有のものであり，優れたチームとして効果的に行動するために重要である。図25Aは，チーム蘇生における6つの役割を示している。メンバーの数が6名に満たない場合は，各作業に優先順位を付け，そこにいるヘルスケアプロバイダーに各作業を割り当てる必要がある。図25Bは，他のチームメンバーが患者のもとに到着した時点で，各プロバイダーが優先順位の高い作業をシームレスに引き継いでいく仕組みを示したものである。

役割が不明瞭だと，チームの行動に支障をきたす。役割が不明瞭な場合には，次のような特徴がみられる。

- 同じ作業を複数回繰り返す
- 重要な作業を忘れる
- 十分な人数のプロバイダーがいるにもかかわらず，複数の役割を受け持つチームメンバーが存在する

非効率化を防ぐため，チームリーダーは作業の割り当てを明確に行う必要がある。チームメンバーは，さらなる任務を処理できるかどうか，また，それはいつ可能なのかを伝える必要がある。チームリーダーはチームメンバーに対し，指示に単にやみくもに従うのではなく，リーダーの統率の下で行われる仕事に参加するのだという意識をもたせるべきである。

やるべきこと	
チームリーダー	・臨床状況における，すべてのチームメンバーの役割を明確に定義する
チームメンバー	・各自の能力のレベルに応じて明確に定義された作業をさがして実行する
やってはならないこと	
チームリーダー	・対応可能なチームメンバー全員に作業を割り当てることを怠る ・自身の責任を明確に理解していないチームメンバーに作業を割り当てる ・作業を不均等に割り当て，過剰な量の作業を担当するメンバーと，担当作業が少ししかないメンバーとがいる状態を作る
チームメンバー	・任務が割り当てられることを避ける ・自分の能力や専門性を超える任務を請け負う

自分の限界の認識

チームの全員が自らの限界および能力を認識するだけでなく，チームリーダーも各チームメンバーの限界および能力を把握しておく必要がある。これにより，チームリーダーはチームの全員の能力・知識を評価し，必要な場合にはチームメンバーの支援を求めることができる。優れたチームのメンバーは，支援が必要となりそうな状況を予測し，チームリーダーに伝える必要がある。

チームダイナミクス

蘇生処置を開始し，奮闘している最中に，新しい技術を練習または試みてはならない。追加支援が必要な場合は，早めに要求する。支援を求めることは，弱さや能力のなさを意味するものではない。支援が不十分であるよりも，必要以上に支援があるほうがよい。支援が不十分な場合は，患者転帰に悪影響が及ぶ可能性がある。

やるべきこと	
チームリーダーおよびチームメンバー	• 支援が不可欠となる状態まで患者の様態が悪化してからではなく，早めに支援を要請する • 初期治療の実施にもかかわらず患者の状態が悪化する場合は，より経験豊富な人員に助言を求める
やってはならないこと	
チームリーダーおよびチームメンバー	• 自分が実行できない作業を割り当てられた際，代わりにこれを実行しようという他者からの申し出を断る（特に，治療においてこの作業の完了が必須となる場合）
チームメンバー	• より経験豊富な人員に助言を求めることをせず，不慣れな処置または治療を行う，または開始する • 支援がすぐに得られる状況であるにもかかわらず，過剰な量の任務を一度に請け負う

建設的介入

蘇生処置中に，これから実行しようとする行動がその時点で不適切となりうる場合には，優れたチームのリーダーまたはメンバーによる介入が必要となることもある。

建設的介入は必要であるが，気配りが要求される。チームリーダーはチームメンバーとの衝突を避けなければならない。代わりに，建設的な批判が必要となる場合は，後でデブリーフィングを行う。

やるべきこと	
チームリーダー	• 優先度がより高い，別の介入を開始するように指示する
チームメンバー	• 代替の薬剤または投与量を，自信を持って提案する • 誤りを犯そうとしている仲間に質問する
やってはならないこと	
チームリーダー	• 自分の技能レベルを超えた役割を試みているチームメンバーに対し，実行可能な別の役割に割り当てを変更しない
チームメンバー	• 薬剤を不適切に投与しようとしているチームメンバーを見て見ぬふりをする

パート 12

伝える内容

知識の共有

情報共有は，効果的なチーム行動のための重要な要素である。チームリーダーが，特定の治療や診断にとらわれてしまう場合がある。これは，固定観念によるエラーで，よくある人的ミスである。このようなエラーには，主に次の3つの種類がある。

- 「すべて大丈夫」
- 「これだけが唯一の正しい方法である」
- 「これだけはするな」

蘇生処置の効果がない場合は，基本に立ち返り，チーム全体で話し合うこと。例えば，「一次評価では次のことが認められました。何か見落としていないでしょうか？」といったやりとりを行う。優れたチームのメンバーは，患者の状態が少しでも変化したらチームリーダーに知らせ，得られるすべての情報に基づいて決定がなされるようにしなければならない。

やるべきこと	
チームリーダー	・情報共有の環境を促進し，次善の治療に確信が持てない場合は意見や提案を求める ・鑑別診断において意見を求める ・何か見過ごしていることがないかどうかを尋ねる（静脈路が確保されているか，薬剤が投与されているかなど）
チームメンバー	・他のメンバーと情報を共有する
やってはならないこと	
チームリーダー	・治療に関する他者の意見や提案を無視する ・治療に関連のある臨床的徴候を見過ごす，または検査しない
チームメンバー	・自分の役割を向上させる重要な情報を無視する

要約と再評価

チームリーダーの重要な役割は，以下の事項のモニタリングと再評価である。

- 患者の状態
- 実施した介入
- 評価結果

チームリーダーは，定期的にチームに最新情報を報告する際，上記のような情報も要約して口頭で伝えることが望ましい。蘇生処置の状態を確認し，次のいくつかの手順について計画を明らかにする。患者の状態が変わる可能性についても留意しておく。治療計画の変更，および初期の鑑別診断の再検討に対して柔軟であること。処置の時計記録係／記録者からも，情報および要約を確認する。

チームダイナミクス

やるべきこと	
チームリーダー	• 鑑別診断に関する各決定に対し、継続的に注意を払う • 投与された薬剤と実施された治療、および患者の反応について進行中の記録を確認または継続する
チームリーダーおよびチームメンバー	• 患者の臨床状態の大きな変化に十分注意する • 患者の状態が悪化した場合はモニタリング項目を増やす(呼吸数、血圧など)

やってはならないこと	
チームリーダー	• 新しい情報によって治療方針の変更が支持されているのに、治療方針を変更しない • 新たに参加したメンバーに現在の状況、および今後の行動計画を伝えない

伝える内容

クローズドループコミュニケーション

優れたチームのリーダーはチームメンバーと連絡し合う場合、以下の手順によるクローズドループコミュニケーションを使用する必要がある。

1. チームリーダーがチームメンバーに対しメッセージ、指示、または任務を与える。
2. チームリーダーは明確な応答を受け、視線を合わせることで、チームメンバーがメッセージを受け取り、理解したことを確認する。
3. チームリーダーは次の作業を割り当てる前に、チームメンバーに現作業の実行状況を報告させ、確認する。

やるべきこと	
チームリーダー	• 作業完了の報告を口頭で受けてから次の作業を割り当てる。例えば、「静脈路が確保されたので、アドレナリン 1 mg を投与してください」といった指示。
チームメンバー	• コミュニケーションを完結させる。つまり、作業の開始時または終了時にはチームリーダーに報告する。例えば「静注しました」など。

やってはならないこと	
チームリーダー	• 任務完了について尋ねず、報告も受けず、チームメンバーにさらなる作業を割り当てる
チームメンバー	• 指示についてチームリーダーに口頭で確認せずに、薬剤を投与する • 薬剤の投与後や手順の実行後、チームリーダーへの報告を忘れる

明確なメッセージ

明確なメッセージとは，明確な話法によって，制御された口調で伝えられた簡潔な伝達事項である。ヘルスケアプロバイダーは全員，メッセージおよび指示を，穏やかにかつ直接的に伝えるべきであり，怒鳴ったり叫んだりしてはならない。コミュニケーションが不明確だと，治療における不必要な遅れ，または投薬ミスを招きかねない。

怒鳴ったり叫んだりすることは，優れたチームの効果的な連携を阻害する可能性がある。どのような場合も，一度に1人の人物だけが話すようにする。

やるべきこと	
チームリーダー	• チームメンバーに明確に話すように促す
チームメンバー	• 投薬指示を復唱する • 指示に対して少しでも疑問があれば質問する

やってはならないこと	
チームリーダー	• つぶやくように話す，または不完全な文で話す • 不明確なメッセージおよび投薬指示を出す • 怒鳴る，叫ぶ，または大声を出す
チームメンバー	• 明確で簡潔なメッセージを威圧的と感じる

相互尊重

優れたチームとは，各メンバーが互いを尊重し合い，上下関係なく対等に助け合って作業するチームである。優れたチームを構築するには，全員が自我を捨て，蘇生処置中は互いを尊重し合うことが必要である。チームリーダーまたは特定のチームメンバーが自分より多くの訓練や経験を積んでいるといったことは問題ではない。

やるべきこと	
チームリーダーおよびチームメンバー	• 親しみやすい，落ち着いた口調で話す • 最初に自分を理解してもらえない場合でも，叫んだりせず，攻撃的な態度をとらない
チームリーダー	•「ありがとう，よくやってくれました」と声を掛け，適切に任務が実施されたことに感謝する

やってはならないこと	
チームリーダーおよびチームメンバー	• チームメンバーどうしで叫んだり怒鳴ったりする。誰かが大きな声を出すと，相手も同様に応答する • 攻撃的に対応したり，チームリーダーの指示的な口調や態度を攻撃的な態度と混同したりする • 他のメンバーに無関心である

パート 13

心停止の認識と管理

概要

小児の心停止はまれである。小児の心停止は，呼吸障害やショックの増悪によって起こるものが典型的で，不整脈などの心臓のリズム障害でおこる突然の心停止は少ない。質の高い CPR が予後を改善するのは言うまでもないが，一般的に心停止に陥ってからの生存確率は非常に低い。一方，小児の重度呼吸障害やショックの予後は良好である。そこで，以下の事をすることにより，心停止の予防をしていく事が重要である。

- 心停止を引き起こす疾病や事故の予防
- 重症の呼吸障害やショックを心停止に陥る前に早期に発見し，管理すること

呼吸障害やショックを判定し，小児の状態が悪化し心停止をきたす前に治療を開始するのである。

このパートでは，心停止の認識を論じる。同時に心停止の治療における，質の高い CPR の重要性についても論じる。

学習目標

このパートの終了時に，以下のことができるようになること。

- 心停止，呼吸障害，またはショックを伴う小児を含む，重症の疾患や外傷のある小児の初期の安定化を実施する*

*呼吸障害およびショックについては，このプロバイダーマニュアルの別の項目で説明する。

コースの準備

コース中では，あなたは心停止のケースシミュレーションにチームの一員として参加する。心停止をどのように判定し，質の高い CPR をどのように行うかを理解することが必要である。また，シミュレーション中，絶えず質の良い心肺蘇生が行えるように必要なら他のチームメンバーの手伝いもできるようにしておかなければならない。

心停止の定義

「心停止」とは，心臓の機械的な運動が失われるか，効果的に行われなくなることによって，血液循環が停止することである。循環の徴候は消失する。小児は反応がなくなり，呼吸は停止する。突然の心停止の場合，最初の数分は喘ぎ呼吸（死戦期呼吸）が見られることがあるが，これは適切な呼吸の状態とはいえない。脈拍は触知できない。循環が停止した場合，速やかに質の高い CPR が行われなければ，その結果生じる臓器や組織の虚血によって細胞や臓器が死に至り，ひいては患者自身が死亡する可能性がある。重度の徐脈（脈拍数が極端に低下）は，十分な気道，酸素化，換気の補助をしても心拍数が 60 回/分未満で循環不良の徴候が見られる場合は，心停止と同様の治療が行われる。質の高い CPR が必要である。

心停止の種類

主原因として以下の 2 つに分けられる

- 低酸素性／呼吸原性心停止
- 突然の心停止

低酸素性／呼吸原性心停止は，小児における心停止の最も一般的な原因である。「呼吸原性」とは窒息状態を指す言葉として用いられることがある。「呼吸原性心停止」とは，臓器や組織に適切な酸素供給がされなかった（低酸素状態）ために起こる心停止を意味する。酸素の不足は呼吸障害やショックまたは両方の増悪によって起こる（図 26）。

突然の心停止は成人に比べて小児では一般的ではない。突然の心停止は通常，心リズム障害を原因とする。

小児が心停止に至る経路

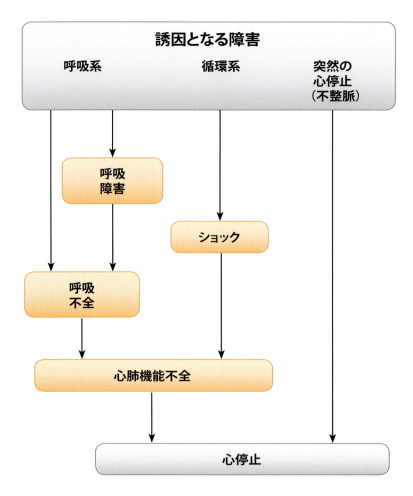

図 26. 小児が心停止に至る経路

心停止の認識と管理

心停止の危険がある小児の判定

心停止の危険がある小児の徴候

重度の呼吸不全とショックを併発している小児は迅速な処置が行われないと心停止に陥る。不適切な酸素化，換気，組織灌流の徴候に注意すべきである（表17）。

表17. 心停止の危険がある小児の徴候

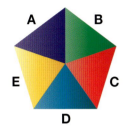

一次評価	徴候
Airway（気道）	・重度の上気道閉塞の可能性
Breathing（呼吸）	・呼吸数低下または死戦期呼吸 ・不十分な呼吸努力 ・呼吸音の減弱
Circulation（循環）	・循環不良の徴候のある小児における徐脈または心拍数の減少 ・毛細血管再充満時間の延長（典型的には＞2秒） ・中枢の脈拍が微弱 ・末梢の脈拍が触れない ・低血圧 ・皮膚のまだら模様またはチアノーゼ
Disability（神経学的評価）	・意識レベルの低下
Exposure（全身観察）	・四肢の冷感

心停止の判定

心停止の徴候は以下のものである。

- 反応がない
- 呼吸がない，または死戦期呼吸のみ
- 脈拍がない（10秒未満で評価）

小児に反応がない場合は，大声で近くの人に助けを求める。応答者が現れた場合は，その人に救急対応システムの出動要請を依頼し，自分は小児のもとを離れずにいる。小児の呼吸と脈拍（乳児は上腕動脈，小児は頸動脈か大腿動脈）を同時に確認する。10秒以上かけてはいけない。小児が呼吸をしていない場合，または死戦期呼吸のみで脈拍がない場合，または脈拍の有無に確信が持てない場合は，胸骨圧迫からCPRを開始する。

BLS（一次救命処置）

BLSは胸骨圧迫・気道と呼吸の補助・除細動から構成される。質の高いCPRは，一次救命処置（Basic Life Support, BLS）および二次救命処置（Advanced Life Support, ALS）の基礎となる。自動体外式除細動器（AED）が到着するまで，チームメンバーは心停止の小児に対してただちに質の高いCPRを行うべきである。表18にBLSの重要要素をまとめた。

パート 13

表 18. BLS プロバイダーによる質の高い CPR 要素のまとめ

要素	成人および青少年	小児 （1 歳から思春期まで）	乳児 （1 歳未満、新生児を除く）
周囲の安全確認	救助者および傷病者にとって安全な環境であることを確認する		
心停止の認識	反応の有無のチェック 呼吸なしまたは死戦期呼吸のみ（正常呼吸なし） 10 秒以内にはっきりとした脈拍を触知できない （呼吸と脈拍のチェックは、10 秒未満で同時に実施できる）		
救急対応システムへの通報	自分 1 人しかおらず携帯電話を持っていない場合は、CPR を開始する前に、傷病者から離れて救急対応システムに出動を要請し、AED を取りに行く 他にも救助者がいる場合は誰かに依頼し、CPR をただちに開始する。準備が整い次第ただちに AED を使用する	**卒倒を目撃した場合** 左記の成人および青少年の手順に従う **卒倒を目撃しておらず、救助者が 1 人の場合** CPR を 5 サイクル、または 2 分間行う 傷病者から離れて、救急対応システムに出動を要請し、AED を取りに行く 小児または乳児のところに戻ったら CPR を再開し、準備が整い次第ただちに AED を使用する	
胸骨圧迫と換気の割合 （高度な気道確保器具をしていない場合）	救助者が **1 人または 2 人** 30：2	救助者が **1 人** 30：2 救助者が **2 人以上** 15：2	
胸骨圧迫と換気の割合 （高度な気道確保器具を装着している場合）	継続的な胸骨圧迫を 100〜120 回/分のテンポで行う 人工呼吸は 6 秒に 1 回（10 回/分）実施		
圧迫のテンポ	100〜120 回/分		
圧迫の深さ	5 cm 以上*	胸郭前後径の 1/3 以上 約 5 cm	胸郭前後径の 1/3 以上 約 4 cm
手の位置	胸骨の下半分に両手を置く	胸骨の下半分に両手または片手を置く（体格の小さな小児に対しては、どちらかの方法を使用できる）	**救助者が 1 人** 胸部中央の乳頭間線のすぐ下に 2 本の指を置く **2 救助者が 2 人以上** 胸部中央の乳頭間線のすぐ下で、両手の親指を使って胸郭包み込み両母指圧迫法を行う
胸郭の戻り	圧迫のたびに胸郭が完全に元に戻るまで待つ （圧迫の中断のたびに、胸部によりかからない）		
中断を最小限に抑える	胸骨圧迫の中断を 10 秒未満に抑える		

*圧迫の深さは 6 cm を超えないようにする。

心停止の認識と管理

Life Is Why	**Saving Lives（救命）Is Why**	心停止は現在でも死亡原因として最も多いため，AHA では院内および院外のどちらの救命にも役立つように，毎年数百万人もの人々に対してトレーニングを実施している。このコースは，この取り組みの中でも重要な位置を占める。

質の高い CPR

質の高い CPR は，一次救命処置（Basic Life Support, BLS）および二次救命処置（Advanced Life Support, ALS）の基礎となる。

速い圧迫	・乳児, 小児, 成人の場合で, 1 分あたり 100 回から 120 回の圧迫
強い圧迫	・十分な強さで圧迫する。十分な強さとは, 小児患者（乳児から思春期に入るまで）の場合で胸郭の前後径の 3 分の 1 以上である。これは乳児で約 4cm, 小児で約 5cm に相当する。 ・小児が思春期を迎えている場合（つまり青少年の場合）, 平均的な体格の青少年に対する圧迫の深さとしては成人向けの 5 cm 以上が推奨されるが, 6 cm を超えないようにする。
胸郭を完全に元に戻す	・胸骨圧迫を行うたび胸郭が完全に元に戻るまで待つ。これにより, 心臓に血液を再充満させる。
中断を最小限に抑える	・胸骨圧迫の中断は 10 秒以内にするか, 処置（例：除細動）が必要なときのみとする。原則的には, 胸骨圧迫の中断は, 人工呼吸を行うとき（高度な気道確保器具が挿入されるまで）, 心リズムのチェック, 除細動を行うときのみとする。 ・高度な気道確保器具を装着したら, 継続的な胸骨圧迫と非同期換気を実施する（換気のために圧迫を中止しない）。
過換気を避ける	・人工呼吸は, それぞれ約 1 秒以上かけて行う。 ・人工呼吸を行うたびに胸郭の上昇を確認する。 ・高度な気道確保器具が用意されていない場合, 救助者が 1 人の場合は胸骨圧迫 30 回と人工呼吸 2 回のサイクルを実施し, 救助者が 2 人以上の場合は胸骨圧迫 15 回と人工呼吸 2 回のサイクルを実施する。 ・高度な気道確保器具を装着したら, 継続的な胸骨圧迫をしながら 10 回/分（6 秒ごとに 1 回の呼吸）の割合で人工呼吸を行う。過換気は避けるように注意すること。

C-A-B 手順

胸骨圧迫の遅延や中断は生存率を低下させるので，推奨手順では救助者は人工呼吸を行う前に胸骨圧迫を開始する（A-B-C ではなく C-A-B）。胸骨圧迫は道具を必要とせず，すぐに開始できる。気道を確保して，シールドを使用した口対口やバッグマスクでの人工呼吸は時間もかかり，道具も必要となる。

パート 13

詳細と高度な情報

ハンズオンリー（胸骨圧迫のみ）CPR は，突然倒れた成人を目撃した，訓練を受けていない市民救助者でも行うことが可能である。しかし，心停止の乳児および小児に対しては，胸骨圧迫と換気の両方を実施することが重要である。救助者が人工呼吸の実施を嫌がっている場合や実施できない場合は，胸骨圧迫を実施する必要がある。

心停止の原因による処置の進め方

心停止の原因に基づいて，最初に何をすべきかを決定する。

心停止の状況	対処方法
目撃の無い院外心停止 （窒息が原因と考えられる）	・大声で助けを呼ぶ。CPR を開始する。誰かに救急対応システムの出動要請と AED の入手を依頼する。携帯電話を持っている場合は，救急対応システムの出動を要請し，CPR を実施しながらスピーカーフォンで救急指令者と通話を続ける。 ・胸骨圧迫・補助呼吸のサイクルを 2 分間行う。 ・1 人の場合は，胸骨圧迫・補助呼吸のサイクルを 2 分間行う。携帯電話を持っていない場合は，傷病者から離れて，救急対応システムに出動を要請し，AED を取りに行く。傷病者のもとに戻り，CPR を実施し，AED の指示に従い使用する。
目撃のある院内心停止 （突然の昏倒で心原性心停止が考えられる）	・大声で助けを呼ぶ。誰かに救急対応システムの出動要請と AED の入手を依頼し，その間に CPR を開始する。 ・救助者が 1 人の場合は，まず救急対応システムの出動要請をし，AED を取りに行き，傷病者のもとに戻ってきた後，CPR を開始し，AED を使用する。 ・AED が利用可能になり次第ただちに使用する（AED の音声案内に従う）。

救助者が 1 人で，心停止を目撃した場合と目撃していない場合の一連のイベントについては，図 27 を参照すること。複数の救助者がいる場合の図 28 と比較する。

小児心停止例に対する BLS アルゴリズム

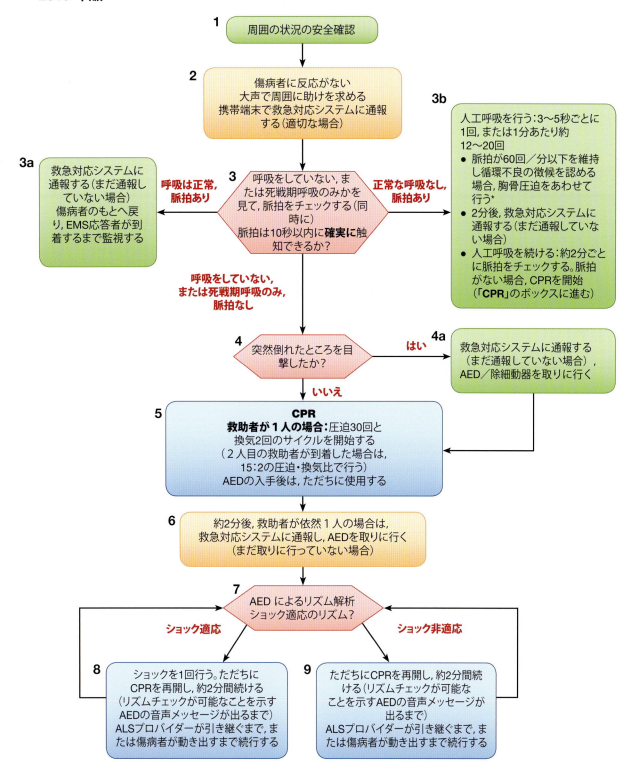

図 27. 1 人のヘルスケアプロバイダーによる小児心停止例に対する BLS アルゴリズム

パート 13

2人以上のヘルスケアプロバイダーによる小児心停止例に対するBLSアルゴリズム 2015年版

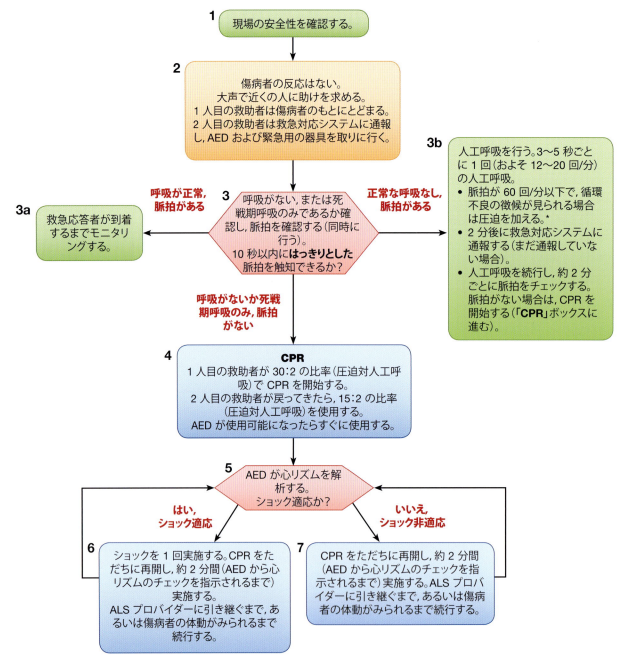

図28. 2人以上のヘルスケアプロバイダーによる小児心停止例に対するBLSアルゴリズム

心停止の認識と管理

ショック適応リズムおよびショック非適応リズム

心停止の心リズムは以下の 2 つのカテゴリーに分けられる。

- ショック適応
- ショック非適応

ショック適応リズム

心室細動のようなショック適応リズムは CPR と電気的ショックにより治療を行う。ショックは手動式除細動器か，AED によって行う。

小児心停止に関する研究によると，院外および院内のいずれの心停止でも，5〜15 %がショック適応リズムであった。突然の心停止では，ショック適応リズムである可能性が高い。蘇生中のいずれかの段階では小児院内心停止の約 27%にショック適応リズムが発生している。そのため，CPR を実施し AED を使う方法を知っていることが重要になる。

ショック非適応リズム

ショック非適応リズムとは，除細動では治療ができない異常な心リズムである。治療には，CPR，薬物投与，原因の治療（治療可能な場合），そして時には侵襲的処置を用いる。

除細動

ショック適応リズムのみ除細動を行う。除細動は心臓の再始動を行うものではなく，ショックで一時的に心臓を「気絶」させ，異常な心リズムを停止させ，心臓のペースメーカー細胞の自然な機能で，正常なリズムに回復させるものである。ただし，リズムが正常に戻っただけでは生存は保証されない。正常なリズムが結果的に効果的なポンプ作用を促し，血流が生まれる。血流の回復は中枢脈拍が触知可能になることと定義され，「自己心拍再開」と呼ばれる。

質の高い CPR を除細動器の準備が整うまで継続し，除細動の実施後，または除細動が不要であると示された場合は，ただちに質の高い CPR を再開することが重要である。自己心拍再開が認められるまで，CPR によって血流を供給する。

AED による除細動

除細動の手順

AED は様々な機種が出回っている。機種によって若干の違いがあるが，すべての AED は基本的には同じように動作する。一般的な AED の使用法は以下のとおりである。

手順	行動
1	**AED の電源を入れる**（電源を入れた後は AED の指示に従って後続の手順を実施する）。 • AED の携帯用ケースまたは蓋を開ける。 • 電源を入れる（蓋やケースを開けると自動的に「電源が入る」製品もある）。

（続く）

(続き)

手順	行動

2	傷病者の胸をはだけて AED パッドを**貼る**。
	• 一部の AED モデルは，小児と成人のどちらでも使用できるように設計されている。このような AED では，適切なサイズのパッドを選択すること。
	  – 乳児：手動式除細動器の使用が望ましい。手動式除細動器を利用できない場合は，小児用可変抵抗器を搭載した AED を使用する。どちらも利用できない場合は，小児用可変抵抗器を搭載していない AED を使用してもよい。
	  – 8 歳未満の小児：可能なら小児用パッド，小児用システムを使用する。どちらもない場合，成人用の使用も可。その場合はパッドが互いに接触したり重なり合ったりしないように貼り付ける必要がある。
	  – 8 歳以上の小児：成人用パッド，成人用システムを使用する（小児用パッド，小児用システムは使用**しない**こと）。
	• AED パッド粘着面のシールをはがす。
	• 傷病者の胸をはだけて粘着性の AED パッドを貼る。パッドに描かれた図に従ってパッドを貼り付ける。一般的に次のように配置する*。
	  – AED パッドの一方を傷病者の胸骨の右上方部（鎖骨のすぐ下）に貼る。
	  – もう1枚のパッドを，左腋窩から約 7〜8 cm 下，乳頭の左側部に貼る。
	• パッドのケーブルを AED につなぐ（機種によっては既につながっているものもある）。

3	• 心リズム**解析中**は傷病者から離れる。 • AED から音声メッセージが出たら，解析中は傷病者から離れさせる。たとえ人工呼吸を担当している救助者であっても傷病者に触れないようにする。 • 心リズムの解析準備ができたらボタンを押すように知らせる製品もあれば，自動的に解析を開始する製品もある。解析に要する時間は約 5〜15 秒である。 • 解析が終わると，ショックが必要かどうかを AED が知らせてくれる。
4	**ショックが必要な場合には，傷病者から離れるようにとの指示がある。** • 傷病者から離れてからショックを実施する。誰も患者に触れていないようにする。 • 大きな声で「患者から離れてください」と指示する。（「みんな離れて」，「離れて」など） • 全員が患者から離れていることを確認する。 • **「ショック（shock）」**ボタンを押す。 • ショックがかかると患者の体が一瞬硬直する。
5	ショックが必要ないときや，ショックをかけた後は**すぐに CPR を再開する**。
6	CPR を 5 サイクルまたは約 2 分間行った後，手順 3, 4, 5 を繰り返すようにとの音声メッセージが AED から出される。 「ショック不要」の指示が出た場合は，ただちに胸骨圧迫から CPR を再開する。

*機種によっては患者の胸の真ん中と背中の真ん中に貼るように書いてあるのもある。

2 人以上の救助者がいる場合は，1 人または数人が CPR を続け，1 人が AED の電源を入れてパッドを貼る。

乳児には手動式の除細動器を使用するのが望ましい。しかし，救助者の臨床経験や資格に応じて，手動式除細動器を AED モードにして使用しても差し支えない。

パート 14

総まとめ

ケースシナリオに関するリソース

初期評価

初期評価(第一印象)とは,**小児評価のトライアングル**を使用して「診察室の入り口から」最初にざっと(数秒で)観察して得られる所見である。

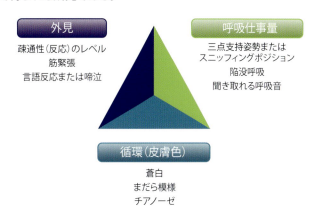

外見	反応／やりとり(意識なし,易刺激的,意識清明など)
呼吸仕事量	呼吸仕事量の増加,呼吸努力の消失または減弱,あるいは聴診器なしで聞こえる異常音
循環(皮膚色)	チアノーゼ,蒼白,まだら模様などの皮膚色の異常は,循環または酸素化に問題があることを示している可能性がある

致死的な問題を迅速に判定することを目的とする。

反応があるまたは反応がない

小児が環境に反応する様子がなく,ぐったりとしている場合は,小児の反応の有無をチェックする。意識がなく,かつ,呼吸がないか,または死戦期呼吸の状態か?そうであれば,適切な救急治療を提供し,救急対応システムに出動を要請する。

小児に反応があれば「評価-判定-介入」の手順を継続する。

パート 14

「評価－判定－介入」の手順を継続する

重病または重傷の小児を治療する際には、「評価－判定－介入」の手順を使用する。

- 小児を評価し、その疾患または状態について情報を収集する。
- 障害があれば、そのタイプと重症度を判定する。
- 適切な処置により介入し、問題を治療する。

次いで、「評価－判定－介入」の手順を繰り返す。このプロセスを継続する。

評価

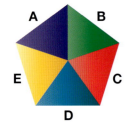

心停止では、治療可能な原因を判定するためを除いて、一次評価は延期する。

PEARS ポケットリファレンスカードや付録の「小児における体系的なアプローチの概要」を参照する。

Airway（気道）

| 開通している | 開通を維持できる | 開通を維持できない |

Breathing（呼吸）

呼吸数と呼吸パターン	呼吸努力		胸郭拡張および気流	異常な肺音と気道音		パルスオキシメータによる酸素飽和度
正常 不規則 速い 遅い 無呼吸	正常 増加 ・鼻翼呼吸 ・陥没呼吸 ・頭部の上下首振り ・シーソー呼吸	不十分 ・無呼吸 ・弱い啼泣または咳	正常 減少 左右差 呼気の延長	喘鳴 いびき 犬吠様咳嗽 嗄声 呻吟	ゴロゴロ音 呼気性喘鳴 ラ音 左右差	正常な酸素飽和度 （≧94％） 低酸素血症 （＜94％）

Circulation（循環）

心拍数	脈拍		毛細血管再充満時間	皮膚色および皮膚温		血圧
	中枢	末梢				
正常 速い（頻拍） 遅い（徐脈）	正常 微弱 なし	正常 微弱 なし	正常： ≦2秒 延長： ＞2秒	蒼白 まだら模様 チアノーゼ	温かい皮膚 皮膚冷感	正常 低血圧

Disability（神経学的評価）

AVPU 小児反応スケール				瞳孔径・対光反射		血糖	
Alert（意識清明）	**R**esponds to **V**oice（声に反応）	**R**esponds to **P**ain（痛みに反応）	**U**nresponsive（意識なし）	正常	異常	正常	低い

Exposure（全身観察）

体温			皮膚	
正常	高い	低い	発疹（紫斑など）	外傷（損傷、出血など）

タイプと重症度による判定

タイプと重症度による小児の障害の判定を試みる。PEARS ポケットリファレンスカードや付録の「小児における体系的なアプローチの概要」を参照する。

呼吸器系緊急事態の判定		
徴候	問題のタイプ	重症度
• 呼吸数および呼吸努力の増加（陥没呼吸や鼻翼呼吸など） • 気流の低下 • 喘鳴（通常は吸気性） • 犬吠様咳嗽 • 嗄声 • いびきまたはゴロゴロ音	**上気道閉塞**	**軽度の呼吸障害** • いくつかの異常徴候がみられるが, 重度の呼吸障害の徴候はない 　– 呼吸数増加 　– 呼吸努力の増加（鼻翼呼吸, 陥没呼吸など） 　– 異常な気道や肺音（例えば吸気性喘鳴, 呻吟, 呼気性喘鳴） 　– 頻拍 　– 蒼白, 皮膚冷感 　– 意識レベルの変化 **重度の呼吸障害** 以下のうち 1 つ以上がみられる • 呼吸数が非常に高いまたは不十分 • 呼吸努力が著明または不十分 • 高流量酸素を投与しても酸素飽和度が低い • 徐脈（良くない徴候） • チアノーゼ • 意識レベルの低下
• 呼吸数および呼吸努力の増加（陥没呼吸や鼻翼呼吸など） • 気流の低下 • 呼気の延長 • 呼気性喘鳴	**下気道閉塞**	
• 呼吸数増加 • 呼吸努力の増加（特に吸気時） • 気流の低下 • 呻吟 • ラ音 • 頭部の上下首振り	**肺組織疾患**	
• 気流は正常か, または低下 • 不十分な呼吸努力による浅い呼吸（低酸素血症および高炭酸ガス血症に至ることが多い） • 変動する呼吸努力 • 変動的または不規則な呼吸数と呼吸パターン（多くの場合, 頻呼吸と徐呼吸が交互に現れる） • 中枢性無呼吸（呼吸努力がまったくない無呼吸）	**呼吸調節の障害**	

パート 14

循環緊急事態に対する判定（ショック）	
循環器障害	
徴候	問題のタイプ
循環不良の徴候 • 頻拍 • 末梢の脈拍が微弱または消失 • 中枢の脈拍が正常または微弱 • 毛細血管再充満時間の遅延 • 皮膚色の変化（蒼白，まだら模様，チアノーゼ） • 皮膚冷感 • 意識レベルの低下 • 尿量の減少	循環血液量減少性ショック
• 循環不良の徴候（上記参照）がみられることがある，または • 温かく，紅潮した皮膚と正常な毛細血管再充満が見られることがある • 末梢の脈拍は反跳することがある • ラ音が聞かれることがある • 点状出血または紫斑（敗血症性ショック）	血液分布異常性ショック
重症度	
代償性ショック • 循環不良の徴候と正常な収縮期血圧 **低血圧性ショック** • 循環不良の徴候と収縮期血圧低下（低血圧）	

介入　呼吸障害および循環障害の管理をすばやく調べるには，PEARS ポケットリファレンスカードまたは付録にある「小児の呼吸器系緊急事態の管理フローチャート」および「小児のショック管理フローチャート」を参照のこと。

付録

小児のバイタルサイン

正常呼吸数

年齢	呼吸数/分
乳児（＜1歳）	30〜53
幼児（1〜2歳）	22〜37
就学前小児（3〜5歳）	20〜28
学童（6〜9歳）	18〜25
思春期（12〜15歳）	12〜20

次の文献に基づいて再作成：Hazinski MF. Children are different. In: Hazinski MF, ed. *Nursing Care of the Critically Ill Child*. 3rd ed. St Louis, MO: Mosby; 2013:1-18, copyright Elsevier.

正常心拍数*

年齢	覚醒時（回/分）	睡眠時（回/分）
新生児（96時間）	100〜205	90〜160
乳児（＜1歳）	100〜180	90〜160
幼児（1〜2歳）	98〜140	80〜120
就学前小児（3〜5歳）	80〜120	65〜100
学童（6〜9歳）	75〜118	58〜90
思春期（12〜15歳）	60〜100	50〜90

*つねに平常時の範囲と臨床状態を考慮する。通常，心拍数は，熱やストレスで上昇する。

次の文献に基づいて再作成：Hazinski MF. Children are different. In: Hazinski MF, ed. *Nursing Care of the Critically Ill Child*. 3rd ed. St Louis, MO: Mosby; 2013:1-18, copyright Elsevier.

付録

年齢別の典型的な血圧

年齢	収縮期血圧 (mm Hg)*	拡張期血圧 (mm Hg)*	平均動脈圧 (mm Hg)†
出生時（12 時間, < 1000 g）	39〜59	16〜36	28〜42‡
出生時（12 時間, 3 kg）	60〜76	31〜45	48〜57
新生児（96 時間）	67〜84	35〜53	45〜60
乳児（1〜12 ヵ月）	72〜104	37〜56	50〜62
幼児（1〜2 歳）	86〜106	42〜63	49〜62
就学前小児（3〜5 歳）	89〜112	46〜72	58〜69
学童（6〜9 歳）	97〜115	57〜76	66〜72
思春期前（10〜12 歳）	102〜120	61〜80	71〜79
思春期（12〜15 歳）	110〜131	64〜83	73〜84

*1 歳以上の小児の収縮期血圧および拡張期血圧の範囲は，身長の 50 パーセンタイルを想定したものである。
†1 歳以上の平均動脈血圧（拡張期血圧＋[収縮期血圧と拡張期血圧の差÷3]）は，身長の 50 パーセンタイルを想定したものである。
‡受胎後の週齢にほぼ等しい（5 mm Hg を加算してもよい）。

次の文献に基づいて再作成：Hazinski MF. Children are different. In: Hazinski MF, ed. *Nursing Care of the Critically Ill Child.* 3rd ed. St Louis, MO: Mosby; 2013:1-18, copyright Elsevier. 出典：Gemelli M, Manganaro R, Mamì C, De Luca F. Longitudinal study of blood pressure during the 1st year of life. *Eur J Pediatr.* 1990;149(5):318-320; Versmold HT, Kitterman JA, Phibbs RH, Gregory GA, Tooley WH. Aortic blood pressure during the first 12 hours of life in infants with birth weight 610 to 4,220 grams. *Pediatrics.* 1981;67(5):607-613; Haque IU, Zaritsky AL. Analysis of the evidence for the lower limit of systolic and mean arterial pressure in children. *Pediatr Crit Care Med.* 2007;8(2):138-144; and National High Blood Pressure Education Program Working Group on High Blood Pressure in Children and Adolescents. *The Fourth Report on the Diagnosis, Evaluation, and Treatment of High Blood Pressure in Children and Adolescents.* Bethesda, MD: National Heart, Lung, and Blood Institute; 2005. NIH publication 05-5267.

収縮期血圧と年齢による低血圧の定義

年齢	収縮期血圧 (mm Hg)
満期産の新生児（0〜28 日）	< 60
乳児（1〜12 ヵ月）	< 70
小児（1〜10 歳）（5 パーセンタイル値）	< 70 ＋（年齢 × 2） （この値により，年齢相応の血圧の 5 パーセンタイル未満の収縮期血圧を推定する）*
小児（> 10 歳）	< 90

*この 5 パーセンタイルの値は，正常な小児のほぼ 5 ％を下回る小児の収縮期血圧である（つまり正常な小児の 95 ％にとって低血圧性ということになる）。

コンセンサスを得た低血糖の定義

年齢	コンセンサスを得た低血糖の定義（mg/dL）
早期産の新生児 満期産の新生児	＜ 45
乳児 小児 青少年	＜ 60

酸素飽和度の測定値

酸素飽和度の測定値	介入
室内気で≧ 94 %	臨床評価が問題なければ，酸素化は適切
室内気呼吸下で＜ 94 %（低酸素）	酸素投与
酸素投与下でも＜ 90 %（重度の低酸素血症）	応援を呼ぶ。通常は追加介入の適応となる。患児の意識レベル低下時にはバッグマスク換気

付録

初期評価（第一印象）— 小児評価のトライアングル*

外見
- 疎通性（反応）のレベル
- 筋緊張
- 言語反応または啼泣

呼吸仕事量
- 三点支持姿勢または スニッフィングポジション
- 陥没呼吸
- 聞き取れる呼吸音

循環（皮膚色）
- 蒼白
- まだら模様
- チアノーゼ

外見
患者と相対してすぐに，最初の観察を開始する

介護者が観察する項目：
- 筋肉の異常な緊張
- 対話能力の鈍化
- 精神的不安定
- 異常な視線
- 異常な言動／泣き声

呼吸仕事量
- 異常な呼吸音
- 異常な姿勢
- 陥没呼吸
- 鼻翼呼吸
- 無呼吸／死戦期呼吸

皮膚の循環
- 蒼白
- まだら模様
- 黒ずみ
- チアノーゼ

*患者に反応がない，呼吸がない，または死戦期呼吸のみの場合は，BLS アルゴリズムを開始する。受講者は『PEARS プロバイダーマニュアル』のパート 13 を参照してもよい。

付録

一次評価

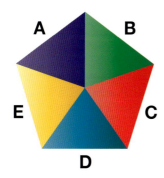

A	**Airway（気道）**

評価

- 気道は開通を維持できるか？
- 気道はきれいか？
- いずれかが「いいえ」の場合は，以下の介入を行う*

介入

- 体位を整えたり OPA を使用したりして，気道の開通を維持する
- 適応があれば吸引を行う
- 高度な気道確保（声門上気道または気管チューブなど）
- 高度な気道確保を実施する場合は，波形表示呼気 CO_2 モニターを使用して挿入位置が正しいことを確認する

B	**Breathing（呼吸）**

評価

- 適切な深さと速さの呼吸
- 胸の上がり
- 雑音混じりの呼吸音（呻吟，吸気性喘鳴，呼気性喘鳴など）
- 呼吸補助筋の使用，鼻翼呼吸
- パルスオキシメータ*

介入

- 高流量酸素を投与する
- OPA ありまたは OPA なしのバッグマスク器具
- 高度な気道確保器具
- 過換気を避ける

C	**Circulation（循環）**

評価

- 十分な末梢脈拍および／または中枢脈拍
- 心拍数
- 血圧*
- 毛細血管再充満—末梢および／または中枢
- 皮膚色および皮膚温
- 意識レベル

介入

- 静脈路／骨髄路を確保する
- 輸液蘇生を検討

（続く）

（続き）

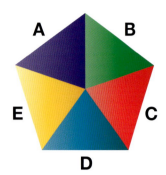

D	**Disability（神経学的評価）**
	評価
	- 反応，意識レベル，光に対する瞳孔反射を迅速に評価する
	- AVPU：意識清明（Alert），声（Voice），痛み（Painful），意識なし（Unresponsive）
	- ベッドサイド血糖測定を実施する
	介入
	- 脊椎の動きを制限する
	- 低血糖を是正する
	- 急性オピオイド毒性についてはナロキソンを検討する
E	**Exposure（全身観察）**
	評価
	- 衣服を脱がせて身体診察（前面および背面から）を行い，外傷，出血，熱傷，不自然な打撲創，発疹の明らかな徴候や医療情報を記載したブレスレットがないかを確認する
	- 体温
	介入
	- 正常体温の確保
	- 止血
	- 血液浄化

*この手順のいずれかの部分で，患者が致死的な状態であることがわかった場合は，血圧やパルスオキシメータなどベースラインのバイタルサイン測定を確立するよりも，そのような状態の是正を優先すること。一次評価が完了し，致死的な問題への対処を行ったら，ヘルスケアプロバイダーは二次評価へと進む（Consensus Statement: Emergency Medical Services for Children—Definitions and Pediatric Assessment Approaches, 2005年4月，2015年7月更新）。

小児における体系的なアプローチアルゴリズム

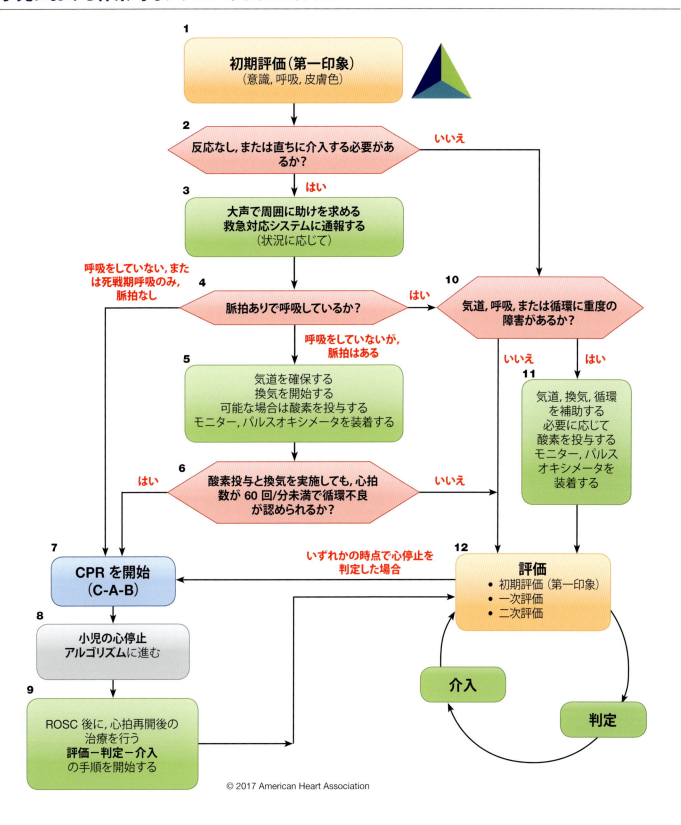

付録

小児における体系的なアプローチの概要

評価	「評価」は，初期評価（第一印象），一次評価，二次評価からなる。

初期評価（第一印象）	最初にざっと（数秒間）観察して得られる所見
外見	反応レベル（意識なし，易刺激的，意識清明など）
呼吸仕事量	呼吸仕事量の増加，呼吸努力の消失または減少，あるいは聴診なしで聞こえる異常音
循環（皮膚色）	チアノーゼ，蒼白，まだら模様などの皮膚色の異常
	致死的な問題を迅速に判定することを目的とする。

意識がなく，かつ，呼吸がないか，または死戦期呼吸の状態か？

はいの場合
- 大声で助けを呼ぶ。
- 状況に応じた方法で，救急対応システムに出動を要請する。
- 脈拍を確認する。
- 必要に応じて救命処置を開始する。

いいえの場合
- 評価−判定−介入の手順を続行する。

重病または重傷の小児を治療する際には，「**評価−判定−介入**」の手順を使用する。
- 小児を評価し，その疾患または状態について情報を収集する。
- 障害があれば，そのタイプと重症度を判定する。
- 適切な処置により介入し，問題を治療する。

次いで，「評価−判定−介入」の手順を繰り返す。このプロセスを継続する。

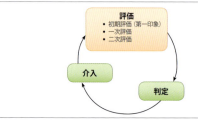

いずれかの時点で致死的な障害を判定した場合は，適切な介入をただちに開始する。実際の診療環境で適応があれば，救急対応システムに出動を要請する。

一次評価	ABCDEアプローチに沿った迅速で実践的な評価。呼吸機能，心機能，神経機能を評価する（バイタルサインの評価とパルスオキシメータを含む）。

Airway（気道）

開通している	開通を維持できる	開通を維持できない

Breathing（呼吸）

呼吸数と呼吸パターン	呼吸努力		胸郭拡張および気流	異常な肺音と気道音		パルスオキシメータによる酸素飽和度
正常 不規則 速い 遅い 無呼吸	正常 増加 ・鼻翼呼吸 ・陥没呼吸 ・頭部の上下首振り ・シーソー呼吸	不十分 ・無呼吸 ・弱い啼泣または咳	正常 減少 左右差 呼気の延長	喘鳴 いびき 犬吠様咳嗽 嗄声 呻吟	ゴロゴロ音 呼気性喘鳴 ラ音 左右差	正常な酸素飽和度（≧94％） 低酸素血症（＜94％）

Circulation（循環）

心拍数	脈拍		毛細血管再充満時間	皮膚色および皮膚温		血圧
	中枢	末梢				
正常 速い（頻拍） 遅い（徐脈）	正常 微弱 なし	正常 微弱 なし	正常：≦2秒 延長：＞2秒	蒼白 まだら模様 チアノーゼ	温かい皮膚 皮膚冷感	正常 低血圧

Disability（神経学的評価）

AVPU 小児反応スケール				瞳孔径：対光反射		血糖	
Alert（意識清明）	Responds to **V**oice（声に反応）	Responds to **P**ain（痛みに反応）	**U**nresponsive（意識なし）	正常	異常	正常	低い

Exposure（全身観察）

体温			皮膚	
正常	高い	低い	発疹（紫斑など）	外傷（損傷，出血など）

二次評価	焦点を絞った病歴聴取と身体診察
診断的評価	小児の病態判定と診断に有用な検体検査，放射線検査，その他の検査

付録

判定	呼吸障害，循環障害またはその両方のいずれであるかを判定する。その問題のタイプと重症度を判定する。障害のタイプと重症度別に，それぞれに関連して認められることが多い，一般的な臨床徴候を下表に記載した。	

	タイプ	重症度
呼吸障害	• 上気道閉塞 • 下気道閉塞 • 肺組織疾患 • 呼吸調節の障害	• 軽度の呼吸障害 • 重度の呼吸障害
循環器障害	• 循環血液量減少性ショック • 血液分布異常性ショック（敗血症性ショック，アナフィラキシーショックなど） • 閉塞性ショック • 心原性ショック	• 代償性ショック • 低血圧性ショック
心停止		

呼吸障害

徴候	問題のタイプ	重症度
• 呼吸数および呼吸努力の増加（陥没呼吸，鼻翼呼吸など） • 気流の低下 • 喘鳴（通常は吸気性） • 犬吠様咳嗽 • 嗄声 • いびきまたはゴロゴロ音	上気道閉塞	**軽度の呼吸障害** • いくつかの異常徴候がみられるが，重度の呼吸障害の徴候はない 　– 呼吸数増加 　– 呼吸努力の増加（鼻翼呼吸，陥没呼吸など） 　– 異常な気道や肺音（例えば吸気性喘鳴，呻吟，呼気性喘鳴） 　– 頻拍 　– 蒼白，皮膚冷感 　– 意識レベルの変化 **重度の呼吸障害** 以下のうち1つ以上がみられる • 呼吸数が非常に高いまたは不十分 • 呼吸努力が著明または不十分 • 高流量酸素を投与しても酸素飽和度が低い • 徐脈（良くない徴候） • チアノーゼ • 意識レベルの低下
• 呼吸数および呼吸努力の増加（陥没呼吸や鼻翼呼吸など） • 気流の低下 • 呼気の延長 • 呼気性喘鳴	下気道閉塞	
• 呼吸数増加 • 呼吸努力の増加（特に吸気時） • 気流の低下 • 呻吟 • ラ音 • 頭部の上下首振り	肺組織疾患	
• 気流は正常か，または低下 • 不十分な呼吸努力による浅い呼吸（低酸素血症および高炭酸ガス血症に至ることが多い） • 変動する呼吸努力 • 変動的または不規則な呼吸数と呼吸パターン（多くの場合，頻呼吸と徐呼吸が交互に現れる） • 中枢性無呼吸（呼吸努力がまったくない無呼吸）	呼吸調節の障害	

循環器障害

徴候	問題のタイプ	重症度
循環不良の徴候 • 頻拍 • 末梢の脈拍が微弱または消失 • 中枢の脈拍が正常または微弱 • 毛細血管再充満時間の遅延 • 皮膚色の変化（蒼白，まだら模様，チアノーゼ） • 皮膚冷感 • 意識レベルの低下 • 尿量の減少	循環血液量減少性ショック	**代償性ショック** • 循環不良の徴候と正常な収縮期血圧 **低血圧性ショック** • 循環不良の徴候と収縮期血圧低下（低血圧）
• 循環不良の徴候（上記参照）がみられることがある，または • 温かく，紅潮した皮膚と正常な毛細血管再充満が見られることがある • 末梢の脈拍は反跳することがある • ラ音が聞かれることがある • 点状出血または紫斑（敗血症性ショック）	血液分布異常性ショック	

介入	判定された問題に応じて，適切な処置により介入する。処置内容はプロバイダーの業務範囲と施設のプロトコールによって決定される。	

付録

小児の呼吸器系緊急事態の管理フローチャート

すべての患者への一般的な管理
• 応援を呼ぶ • 気道の確保（体位，吸引，手動による手技，OPA） • 必要であれば補助換気を行う • 酸素を投与 • 呼吸数や努力呼吸，パルスオキシメータによる酸素飽和度，心拍数，意識レベルを観察する • 必要に応じて薬剤を投与する（サルブタモール／イプラトロピウム，アドレナリン噴霧吸入など） • 頻回に再評価する

上気道閉塞
おもな病態に特異的な管理

クループ	アナフィラキシー	異物による気道閉塞（FBAO）
• アドレナリン噴霧吸入 • 副腎皮質ステロイド薬を考慮	• 自己注入器によるアドレナリン投与 • サルブタモール噴霧吸入（もしくは MDI およびスペーサー），必要時 • 低血圧に対し 20 mL/kg の生食／乳酸加リンゲルボーラス，必要時	• 気道異物解除のステップを行う • 目視できたら異物を除去する

下気道閉塞
おもな病態に特異的な管理

細気管支炎	喘息
• アドレナリンもしくはサルブタモールの吸入を考慮	• サルブタモール-イプラトロピウムの吸入（もしくは MDI およびスペーサー） • 副腎皮質ステロイド薬を考慮

肺組織疾患
感染性肺炎への特異的な管理

肺炎
• 抗生剤の初回投与（感染性の肺炎に対して） • サルブタモール-イプラトロピウムの吸入（もしくは MDI およびスペーサー），必要時 • 発熱に対応する

呼吸調節の障害
おもな病態に特異的な管理

頭蓋内圧亢進	中毒／薬物過量	神経筋疾患
• ベッドの頭部挙上する：患者の頭部を正中で固定する • 発熱に対応する • 換気の補助	• 換気の補助 • 毒物管理センターに連絡する • オピオイド過量投与に対する自己注射器によるナロキソン	• 換気の補助 • 必要に応じて気道を吸引する

（続く）

(続き)

酸素供給装置		
供給システム	吸入酸素濃度（%）	流量（L/分）
低流量システム		
鼻カニューレ（低流量）	22〜60	0.25〜4
簡易酸素マスク	35〜60	6〜10
高流量システム		
リザーバー付き非再呼吸式マスク	95	10〜15

小児のショック管理フローチャート

すべての患者への一般的な管理
• 応援を呼ぶ • 小児の体位を整える • 高流量酸素を投与する • 必要であれば気道と換気を補助する • 血管路確保（静脈路／骨髄路） • ショックに対する静脈路／骨髄路輸液ボーラス投与を開始する • 酸素飽和度, 心拍数, 末梢の脈拍触知, 毛細血管再充満時間, 皮膚色と体温, 血圧, 尿量, 意識レベル, 血糖値をモニターする • 頻回に再評価する
循環血液量減少性ショック
• 20 mL/kg の生理食塩水／乳酸加リンゲル液ボーラス（必要なら繰り返す） • 外出血をコントロールする（もしあれば）
血液分布異常性ショック（敗血症性ショックなど）
• 20 mL/kg の生理食塩水／乳酸加リンゲル液ボーラス（必要なら繰り返す）

PEARS®
小児に対する CPR および AED スキルテストチェックリスト

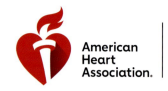 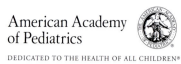

受講者氏名 _____ 試験日 _____

院内シナリオ:「あなたは病院または診療所で勤務しており,廊下で突然卒倒した小児を目撃しました。そこで現場が安全であることを確認し,患者に近付きました。次に何をすべきかを示してください。」

病院搬送前のシナリオ:「あなたは呼吸をしていない小児がいる現場に到着しました。バイスタンダーによるCPRは実施されていません。現場に近付き,安全であることを確認しました。次に何をすべきかを示してください。」

評価および通報
- ☐ 反応を確認する
- ☐ 大声で助けを呼ぶ/救急対応システムに通報する/AEDを取りに行ってもらう
- ☐ 呼吸を確認する
- ☐ 脈拍を確認する

受講者が大声で助けを呼んだら,インストラクターは「ここに感染防護具があります。AEDは私が取りに行きます」と言う。

CPR のサイクル 1(30:2)   *正確さを期すため,CPRフィードバック装置の使用が望ましい

小児胸骨圧迫
- ☐ 質の高い胸骨圧迫を実行する*。
  - 胸骨の下半分に手を置く
  - 15秒以上18秒以内に30回の圧迫を行う
  - 胸部の厚みの1/3以上,約5 cmの深さまで圧迫する
  - 圧迫を行うたびに胸郭が完全に元に戻るまで待つ

小児の人工呼吸
- ☐ 感染防護具を使用して2回の人工呼吸を行う。
  - 1回の人工呼吸に少なくとも1秒かける
  - 1回の人工呼吸ごとに目に見える胸の上がりを確認する
  - 10秒以内に圧迫を再開する

CPR のサイクル 2(サイクル1の手順を繰り返す)   手順を正しく実行した場合のみボックスをチェックする
- ☐ 圧迫   ☐ 人工呼吸   ☐ 10秒以内に圧迫を再開

救助者2が「AEDを持ってきました。圧迫は私が引き継ぎますから,AEDを使用してください」と言う。

AED(AEDの指示に従う)
- ☐ AEDの電源を入れる
- ☐ パッドを正しく装着する
- ☐ 解析のために傷病者から離れる
- ☐ 安全に電気ショックを実行できるように傷病者から離れる
- ☐ 安全に電気ショックを実行する

胸骨圧迫の再開
- ☐ ショック施行後,ただちに胸骨圧迫を再開する
  - 受講者が胸骨圧迫を再開するようにインストラクターに指示するまたは
  - 受講者が胸骨圧迫を再開する

テスト終了

インストラクター向けの注意事項
• 受講者が正しく実行した各手順の横にあるボックスに✓マークを付ける。
• 受講者が1つでも手順を正しく実行できなかった場合(空白のボックスが1つ以上存在する場合),その受講者は補習を受ける必要がある。どのスキルについて補習が必要かは,ここにメモを残しておくこと(補習の詳細についてはインストラクターマニュアルを参照)。

テスト結果	「合格」または「要補習」を丸で囲み,合格なのか補習が必要なのかを示す。	合格	要補習

インストラクターのイニシャル _____   インストラクター番号 _____   日付 _____

© 2018 American Heart Association

付録

PEARS®
小児に対する CPR および AED
スキルテストの重要スキルの説明

1. 最大でも 30 秒以内に傷病者を評価して救急対応システムに通報する（これは必ず胸骨圧迫を開始する前に実行する）。現場の安全を確認したら、以下を実行する。
   - 軽くたたいて大きな声で呼びかけ、反応を確認する
   - 大声で助けを呼ぶか、助けを呼ぶよう人に指示し、AED／除細動器を入手する
   - 呼吸をしていないか、あるいは正常な呼吸をしていない（死戦期呼吸のみ）かを確認する
     – 5 秒以上 10 秒以内で頭部から胸部にかけて確認する
   - 頸動脈の脈拍をチェックする
     – 呼吸の確認と同時に実施してもかまわない
     – 確認には 5 秒以上かけ、10 秒以内に抑える

2. 質の高い胸骨圧迫を実施する（心停止を認識したら、ただちに胸骨圧迫を開始する）
   - 正しい手の位置
     – 胸骨の下半分
     – 両手（一方の手の上にもう一方を重ねるか、最初に置いた手の手首をつかむ）または片手を使用
   - 圧迫のテンポ 100～120 /分
     – 15～18 秒で圧迫 30 回
   - 圧迫の深さと胸郭の戻り：胸部の厚みの 1/3 以上、約 5 cm
     – 市販のフィードバック装置または忠実度が高いマネキンの使用が強く推奨される
     – 圧迫を行うたびに胸郭が元に戻るまで待つ
   - 胸骨圧迫の中断を最小限に抑える
     – 1 つのサイクルの最後の圧迫から次のサイクルの最初の圧迫までの経過時間が 10 秒未満になるように、2 回の人工呼吸を行う
     – ショック後、あるいはショック適応ではないと確認された後、ただちに圧迫を再開する

3. 感染防護具を使用して 2 回の人工呼吸を行う
   - 気道を十分に確保する
     – 頭部後屈－あご先挙上法、または下顎挙上法を使用する
   - 1 回の人工呼吸は 1 秒かけて行う
   - 人工呼吸は胸の上がりを目視できるように行う
   - 過換気を避ける
   - 10 秒以内に胸骨圧迫を再開する

4. 2 サイクル目の圧迫と人工呼吸を同じ手順で実施する

5. AED の使用
   - AED の電源を入れる
     – AED が到着したら、ただちにボタンを押すか蓋を開けて電源を入れる
   - パッドを正しく装着する
     – 傷病者の年齢に応じた適切なサイズのパッドを、正しい位置に配置する
   - 解析のために傷病者から離れる
     – AED で心リズムを解析できるように、すべての救助者が傷病者から離れるようにする（器具によっては、解析ボタンを押す）
     – 他のすべての救助者に対して、傷病者に触れないように明確に伝える
   - 安全に電気ショックを実行できるように傷病者から離れる
     – 他のすべての救助者に対して、傷病者に触れないように明確に伝える
   - 電気ショックを実行する
     – ショック施行後、ただちに胸骨圧迫を再開する
     – CPR 中は AED の電源を切ってはならない

6. 胸骨圧迫を再開する
   - 電気ショックの実施直後から質の高い胸骨圧迫を再開する
   - 同じ手順で圧迫を繰り返す

PEARS® 乳児に対するCPR スキルテストチェックリスト (1/2)

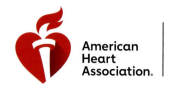
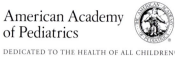

受講者氏名 _____ 試験日 _____

院内シナリオ:「あなたは病院または診療所で勤務しています。そこへ, 乳児を抱いた女性が走りこんできました。「助けてください!この子が呼吸していないんです」と叫んでいます。あなたは手袋とポケットマスクを持っています。あなたは同僚に頼んで緊急通報をしてもらい, 緊急用の器具を取ってきてもらいます。」

病院搬送前のシナリオ:「あなたは呼吸をしていない乳児がいる現場に到着しました。バイスタンダーによるCPRは実施されていません。現場に近付き, 安全であることを確認しました。次に何をすべきかを示してください。」

評価および通報
- ☐ 反応を確認する ☐ 大声で助けを呼ぶ／救急対応システムに通報する ☐ 呼吸を確認する
- ☐ 脈拍を確認する

受講者が大声で助けを呼んだら, インストラクターは「ここに感染防護具があります」と言う。

CPRのサイクル1（30:2）*正確さを期すため, CPRフィードバック装置の使用が望ましい

乳児の胸骨圧迫
- ☐ 質の高い胸骨圧迫を実行する*。
  - 乳児の胸郭の乳頭間線のすぐ下に2本の指を置く。
  - 15秒以上18秒以内に30回の圧迫を行う
  - 胸部の厚みの1/3以上, 約4cmの深さまで圧迫する
  - 圧迫を行うたびに胸郭が完全に元に戻るまで待つ

乳児の人工呼吸
- ☐ 感染防護具を使用して2回の人工呼吸を行う。
  - 1回の人工呼吸に少なくとも1秒かける
  - 1回の人工呼吸ごとに目に見える胸の上がりを確認する
  - 10秒以内に圧迫を再開する

CPRのサイクル2（サイクル1の手順を繰り返す）　手順を正しく実行した場合のみボックスをチェックする
☐ 圧迫　　☐ 人工呼吸　　☐ 10秒以内に圧迫を再開

救助者2がバッグマスク器具を持って到着したら, 人工呼吸を開始する。その間, 救助者1は, 胸郭包込み両母指圧迫法による圧迫を継続する。

CPRのサイクル3

救助者1：乳児の胸骨圧迫
- ☐ 質の高い胸骨圧迫を実行する*。
  - 胸郭包み込み両母指圧迫法で15回圧迫する
  - 7秒以上9秒以内に15回の圧迫を行う
  - 胸部の厚みの1/3以上, 約4cmの深さまで圧迫する
  - 圧迫を行うたびに胸郭が完全に元に戻るまで待つ

救助者2：乳児の人工呼吸
この救助者は評価しない。

（続く）

© 2018 American Heart Association

PEARS®
乳児に対する CPR
スキルテストチェックリスト (2/2)

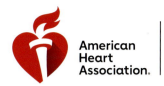
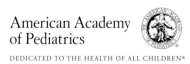

受講者氏名 _____ 試験日 _____

（続く）

CPR のサイクル 4

救助者 2：乳児の胸骨圧迫	救助者 1：乳児の人工呼吸
この救助者は評価しない。	☐ バッグマスク器具を使用して 2 回の人工呼吸を行う。 • 1 回の人工呼吸に少なくとも 1 秒かける • 1 回の人工呼吸ごとに目に見える胸の上がりを確認する • 10 秒以内に圧迫を再開する

テスト終了

インストラクター向けの注意事項
- 受講者が正しく実行した各手順の横にあるボックスに ✓ マークを付ける。
- 受講者が 1 つでも手順を正しく実行できなかった場合（空白のボックスが 1 つ以上存在する場合），その受講者は補習を受ける必要がある。どのスキルについて補習が必要かは，ここにメモを残しておくこと（補習の詳細についてはインストラクターマニュアルを参照）。

テスト結果	「合格」または「要補習」を丸で囲み，合格なのか補習が必要なのかを示す。	合格	要補習

インストラクターのイニシャル _____ インストラクター番号 _____ 日付 _____

© 2018 American Heart Association

PEARS®
乳児に対する CPR
スキルテストの重要スキルの説明

1. 最大でも 30 秒以内に傷病者を評価して救急対応システムに通報する（これは必ず胸骨圧迫を開始する前に実行する）。現場の安全を確認したら，以下を実行する。
   - 軽くたたいて大きな声で呼びかけ，反応を確認する
   - 大声で助けを呼ぶか，助けを呼ぶよう人に指示し，緊急用の器具を入手する
   - 呼吸をしていないか，あるいは正常な呼吸をしていない（死戦期呼吸のみ）かを確認する
     – 5 秒以上 10 秒以内で頭部から胸部にかけて確認する
   - 上腕動脈の脈拍をチェックする
     – 呼吸の確認と同時に実施してもかまわない
     – 確認には 5 秒以上かけ，10 秒以内に抑える

2. 1 人法の CPR 中に質の高い胸骨圧迫を実施する（心停止を判定してから 10 秒以内に圧迫を開始する）
   - 胸部中央の正しい位置に手または指を置く
     – 1 人法：乳頭間線のすぐ下に 2 本の指を置く
   - 圧迫のテンポ 100〜120 /分
     – 15〜18 秒で圧迫 30 回
   - 年齢に応じた十分な深さ
     – 乳児：胸部の厚みの少なくとも 1/3（約 4 cm）
     – 市販のフィードバック装置または忠実度が高いマネキンの使用が強く推奨される
   - 圧迫を行うたびに胸郭が元に戻るまで待つ
   - 年齢と救助者の数に応じた適切な比率
     – 1 人法：胸骨圧迫 30 回に対し人工呼吸 2 回
   - 胸骨圧迫の中断を最小限に抑える
     – 1 つのサイクルの最後の圧迫から次のサイクルの最初の圧迫までの経過時間が 10 秒未満になるように，2 回の人工呼吸を行う

3. 2 人法の CPR を実施する際，バッグマスクで効果的な人工呼吸を行う
   - 気道を十分に確保する
   - 1 回の人工呼吸は 1 秒かけて行う
   - 人工呼吸は胸の上がりを目視できるように行う
   - 過換気を避ける
   - 10 秒以内に胸骨圧迫を再開する

4. （この評価のために出される）インストラクターの指示に従い，適切な間隔で圧迫担当を交代する。交代に 5 秒以上かけてはならない。

5. 2 人法の CPR を実施する際，質の高い胸骨圧迫を行う
   - 胸部中央の正しい位置に手または指を置く
     – 2 人法：乳頭間線のすぐ下で胸郭包み込み両母指圧迫を行う
   - 圧迫のテンポ 100〜120 /分
     – 7〜9 秒で圧迫 15 回
   - 年齢に応じた十分な深さ
     – 乳児：胸部の厚みの少なくとも 1/3（約 4 cm）
   - 圧迫を行うたびに胸郭が元に戻るまで待つ
   - 年齢と救助者の数に応じた適切な比率
     – 2 人法：胸骨圧迫 15 回に対し人工呼吸 2 回
   - 胸骨圧迫の中断を最小限に抑える
     – 1 つのサイクルの最後の圧迫から次のサイクルの最初の圧迫までの経過時間が 10 秒未満になるように，2 回の人工呼吸を行う

1人のヘルスケアプロバイダーによる小児心停止例に対するBLSアルゴリズム—2015年版

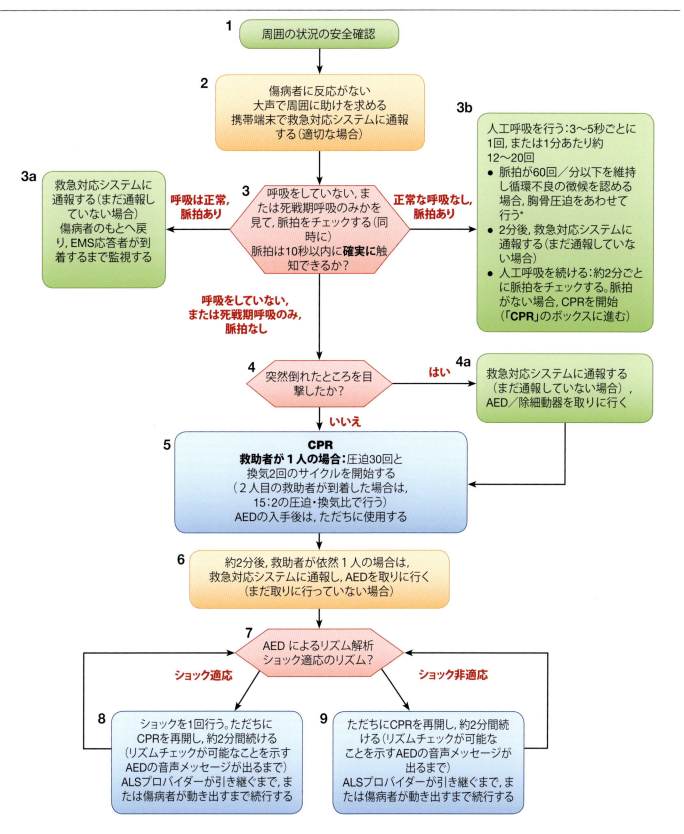

*循環不良の徴候とは、四肢の冷感、反応の低下、微弱な脈拍、蒼白、まだら模様（皮膚がまだらに見えること）、チアノーゼ（蒼白になる）などである。

© 2015 American Heart Association

付録

2人以上のヘルスケアプロバイダーによる小児心停止例に対するBLSアルゴリズム—2015年版

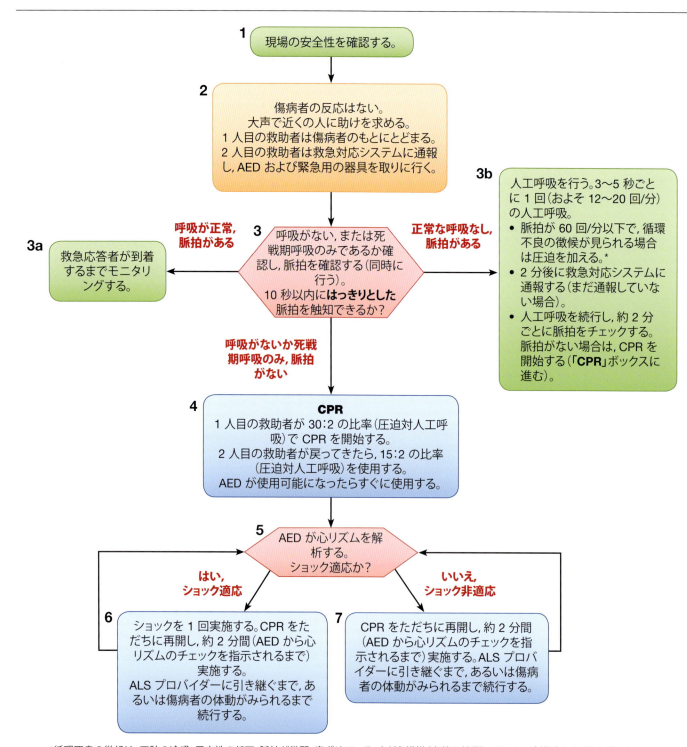

*循環不良の徴候は、四肢の冷感、反応性の低下、脈拍が微弱、青ざめている、まだら模様（斑状の外見）、チアノーゼ（蒼白になる）などである。

© 2015 American Heart Association

索引

2本指法による胸骨圧迫, 17, 18-19, 24
ABCDE 評価, 37, 41-64, 162, 169-170, 172
 気道, 42-44, 63, 162, 169, 172
  ショック, 116, 117, 120, 140
  心停止, 153
 呼吸, 44-51, 63, 162, 169, 172
  ショック, 116, 117, 120, 140
  心停止, 153
 循環, 52-60, 63, 162, 169, 172
  ショック, 116, 117, 120, 140
  心停止, 153
 ショック, 116, 117, 119-120, 140-141
 神経学的評価, 60-62, 63, 162, 170, 172
  ショック, 116, 117, 120, 140
  心停止, 153
 心停止, 153
 全身観察, 62-63, 162, 170, 172
  ショック, 116, 117, 120, 141
  心停止, 153
AED による除細動,「AED の使用」を参照
AED の使用, 24-26, 156, 159-160
 BLSアルゴリズム, 14, 22, 157-158, 181-182
 異物による気道閉塞, 81
 スキルテスト, 176-177
 蘇生に対するチームアプローチ, 144
AVPU 小児反応スケール, 61, 140, 162, 172
BLS スキル熟度テスト, 1, 2, 9, 176-180
PALS プロバイダーマニュアル, 37, 64, 121, 131
PEARS プロバイダーコース,「小児救急 評価・認識・病態安定化プロバイダーコース」を参照
PEARS プロバイダーマニュアル, 5, 6-9
PERRL（Pupils Equal Round Reactive to Light：同円・対光反射正常な瞳孔）, 62
アドレナリン
 アナフィラキシー, 80, 174
 クループ, 78, 79, 174
 自己注射器, 38, 80, 137-138, 174
 細気管支炎, 82, 174
アドレナリン自己注射器, 38, 80, 137-138, 174
アナフィラキシー
 上気道閉塞, 69, 80, 118, 174
 ショック, 63, 80, 116, 118-119

アナフィラキシーショックにおける悪心と嘔吐, 119
アルゴリズム
 小児心停止例に対する BLS アルゴリズム
  1 人のヘルスケアプロバイダーによる, 14-18, 157, 181
  2 人以上のヘルスケアプロバイダーによる, 22-24, 158, 182
 小児における体系的なアプローチアルゴリズム, 27-30, 31-39, 171
アレルギー反応, 64, 80
 アナフィラキシーショック, 63, 116, 118-119
 肺組織疾患, 70
意識, レベル, 52, 60-62
 高炭酸ガス血症, 68
 呼吸障害, 72
 呼吸調節の障害, 71
 ショック, 114, 126, 128
  心原性, 120
  代償性, 122
  低血圧性, 123
  敗血症性, 118
一次救命処置（Basic Life Support, BLS）
 心停止, 13-24, 153-160
  アルゴリズム, 14, 22, 157-158, 181-182
  スキル習熟度テスト, 1, 2, 9, 176-180
  年齢に関連した変化, 21, 154, 155
一次評価, 37, 41-64, 162, 169-170, 172
 ABCDE アプローチ,「ABCDE 評価」を参照
 ショック, 116, 117, 119-120, 140-141
 心停止, 153
一酸化炭素中毒, 51
いびき, 49
異物による気道閉塞, 43, 48, 49, 69, 77
 介入, 81, 174
イプラトロピウム, 84, 174
映像を用いた試験, 4-5, 9
炎症反応, 117 -118
オキシメータ, パルス,「パルスオキシメータ」を参照
外見, 初期評価, 29, 32, 33-34, 161, 168
 呼吸障害, 109
 小児における体系的なアプローチアルゴリズム, 28, 33, 171
 ショック, 139
外傷

索引

　　　気道確保, 21, 43, 77, 96
　　　神経学的評価, 61
　　　身体診察のための全身観察, 63
　　　肺組織疾患, 70
下顎挙上法, 21, 43, 77, 91
下気道閉塞, 38, 69-70
　　　管理, 81-84, 112, 174
　　　徴候, 47, 48, 50, 69-70, 111, 163, 173
拡張期血圧, 58, 122, 166
学童
　　　血圧, 58, 166
　　　呼吸数, 44, 165
　　　心拍数, 53, 165
頭文字「SAMPLE」, 64
嗄声, 49
活発な小児, 心拍数, 52, 54
カテーテル, 吸引, 100
換気
　　　過剰, 11, 155
　　　胸骨圧迫との比率,「胸骨圧迫と人工呼吸の比率」を参照
　　　バッグマスク,「バッグマスク換気」を参照
　　　不十分, 高炭酸ガス血症, 66, 68, 71
換気バッグのポップオフ弁, 94
感染
　　　上気道閉塞, 68, 69, 78
　　　神経学的評価, 61
　　　肺炎, 50, 70, 85, 97, 174
　　　肺音と気道音, 49
　　　敗血症性ショック,「敗血症性ショック」を参照
感染防護具, 21
気胸, 82, 121
気道吸引, 43, 78, 85, 86, 99-100
気道の評価と確保, 42-44
　　　一次評価, 42-44, 63, 162, 169, 172
　　　　　呼吸のケース, 110
　　　　　ショック, 116, 117, 120, 140
　　　　　心停止, 153
　　　下顎挙上法, 21, 43, 77, 91
　　　吸引, 43, 78, 85, 86, 99-100
　　　口咽頭エアウェイ, 2, 3, 78, 100-102
　　　呼吸障害の初期管理, 77
　　　呼吸調節の障害, 85, 86
　　　小児における体系的なアプローチアルゴリズム, 28, 33, 171
　　　ショック, 116, 117, 120, 127, 140
　　　心停止, 153
　　　蘇生に対するチームアプローチ, 144
　　　頭部後屈－あご先挙上法, 19, 20, 21, 43, 77
気道閉塞
　　　下気道閉塞,「下気道閉塞」を参照
　　　管理, 77, 78-84, 112, 174
　　　高炭酸ガス血症, 68

　　　上気道閉塞,「上気道閉塞」を参照
　　　徴候, 42-43, 69-70, 111, 163, 173
気道補助用具, 43
救急対応, 出動要請, 17, 63
　　　呼吸障害, 76
　　　小児における体系的なアプローチアルゴリズム, 28, 33, 171
　　　心停止, 17, 19, 23, 154, 156
　　　　　アルゴリズム, 14, 22, 157-158, 181-182
　　　反応のない小児, 36
救命の連鎖, 小児, 13
胸骨圧迫と人工呼吸の比率, 11, 154
　　　科学技術の更新情報, 10
　　　救助者が1人の場合, 14, 18, 19, 157, 181
　　　救助者が2人以上の場合, 18, 20, 22, 158, 182
　　　小児の心停止アルゴリズム, 14, 22, 157-158, 181-182
胸郭包み込み両母指圧迫法, 20-21, 24
胸郭の戻り, 11, 19, 154, 155
　　　2本指による圧迫法, 18
　　　胸郭包み込み両母指圧迫法, 20
胸骨圧迫
　　　1人の救助者, 14, 17, 18-19, 154, 157, 181
　　　2本指法, 18-19, 24
　　　科学技術の更新情報, 10
　　　救助者が2人以上の場合, 18, 20, 22, 24, 154, 158, 182
　　　胸郭包み込み両母指圧迫法, 20-21, 24
　　　小児および乳児と比較した大人, 21, 154, 155
　　　小児の心停止アルゴリズム, 14, 22, 157-158, 181-182
　　　人工呼吸の比率,「胸骨圧迫と人工呼吸の比率」を参照
　　　スキルテストチェックリスト, 176-180
　　　チームアプローチ, 144, 145
　　　中断の最小化, 11, 154, 155
　　　テンポと深さ, 10, 18, 20, 154, 155
　　　ハンズオンリーCPR, 156
　　　反応のない小児, 36
気流, 48-49, 110, 140, 162, 172
　　　肺音と気道音,「肺音と気道音」を参照
グルコース血中濃度
　　　ショック, 128, 131, 132-134, 140
　　　神経学的評価, 61, 62, 140, 162, 172
　　　年齢に関連した変化, 62, 128, 133, 167
クループ, 49, 69, 78, 79, 174
頸椎損傷, 気道確保, 21, 43, 77, 96
頸動脈脈拍, 15, 16, 54
けいれん, 71
ケースディスカッション, 3
　　　呼吸障害, 109-112
　　　ショック, 139-142
血圧, 12, 57-59, 121-124
　　　一次評価, 57-59, 140, 162, 172
　　　低血圧,「低血圧」を参照
　　　年齢に関連した変化, 57-58, 59, 123, 166

索引

　　モニタリング, 128
血液分布異常性ショック, 38, 115, 116-119
　　アナフィラキシー, 63, 80, 116, 118-119
　　徴候, 118, 119, 141, 164, 173
　　低血圧, 59
　　敗血症性,「敗血症性ショック」を参照
　　輸液療法, 130, 131, 142, 175
血中二酸化炭素レベル, 51, 61, 66, 68
　　呼吸調節の障害, 71
　　肺組織疾患, 68, 70
下痢, 循環血液量減少性ショック, 115
言語反応, 初期評価, 32, 33
犬吠様咳嗽, 49
現場の安全確認, 15, 23, 31, 154
　　アルゴリズム, 14, 22, 157-158, 181-182
口咽頭エアウェイ, 2, 3, 78, 100-102
口咽頭エアウェイでの咽頭反射, 101
口咽頭吸引処置, 100
高炭酸ガス血症, 66, 68, 70, 71
高流量酸素投与システム, 103, 104-105
高流量酸素投与システムにおける非再呼吸式マスク, 104-105
呼気性喘鳴, 50
呼吸
　　一次評価, 44-51, 63, 162, 169, 172
　　　　呼吸のケース, 110
　　　　ショック, 116, 117, 120, 140
　　　　心停止, 153
　　救助,「人工呼吸」を参照
　　呼吸器系緊急事態, 65
　　呼吸数,「呼吸数」を参照
　　呼吸努力,「呼吸努力」を参照
　　小児における体系的なアプローチアルゴリズム, 28, 33, 36, 171
　　初期評価と管理, 29, 32, 34, 161, 168, 172
　　　　呼吸障害, 77, 109
　　　　ショック, 139
　　ショック, 116, 117, 120, 139, 140
　　心停止, 15, 23, 153, 154
　　　　アルゴリズム, 14, 22, 157-158, 181-182
　　調節の障害,「呼吸調節の障害」を参照
　　肺音と気道音,「肺音と気道音」を参照
　　不規則なパターン, 45, 110, 162, 172
　　　　呼吸調節の障害, 70-71
　　　　ショック, 140
　　　　反応のない小児, 35
　　　　腹式, 47
呼吸器系, 機能, 66
呼吸検査での聴診, 34, 48,「肺音と気道音」を参照
呼吸仕事量,「呼吸努力」を参照
呼吸時の胸郭拡張, 48, 110, 140, 162, 172
呼吸障害, 65-112
　　アナフィラキシーショック, 119
　　一次評価, 44-51
　　下気道閉塞,「下気道閉塞」を参照
　　吸引, 99-100
　　ケースディスカッション, 109-112
　　口咽頭エアウェイ, 100-102
　　呼吸調節の障害「呼吸調節の障害」を参照
　　酸素投与, 91, 102-105
　　上気道閉塞,「上気道閉塞」を参照
　　初期評価と対応, 76-77, 109
　　人工呼吸, 76
　　身体診察, 48-51
　　心停止, 21, 152
　　　　転帰, 65, 75, 151
　　　　予防, 13, 54, 73, 76, 151
　　心拍数, 53, 54, 67, 77, 83
　　体系的アプローチ, 27, 28, 33, 171
　　タイプと重症度, 38, 68-73, 78-86, 110-112, 141, 163, 173
　　定量噴霧型吸入器, 89-90
　　肺音と気道音,「肺音と気道音」を参照
　　肺組織疾患,「肺組織疾患」を参照
　　バッグマスク換気, 92-99
　　パルスオキシメータ, 105-107
　　判定, 38, 65-73, 110-111, 163, 173
　　皮膚色の変化, 56, 57
　　「評価－判定－介入」の手順, 76, 77, 110-112
　　フローチャート, 174
　　噴霧療法, 87-89
呼吸数, 44-46, 110, 162, 172
　　下気道閉塞, 83
　　呼吸障害, 45, 72
　　呼吸調節の障害, 70, 71
　　初期評価, 34
　　ショック, 120, 140
　　低酸素症, 67
　　年齢に関連した変化, 44, 165
　　肺組織疾患, 70
呼吸調節の障害, 38, 70-71
　　管理, 85-86, 112, 174
　　原因, 70-71, 86, 174
　　徴候, 70, 71, 111, 163, 173
呼吸努力
　　一次評価, 46-47, 110, 162, 172
　　下気道閉塞, 47, 50, 69, 83
　　呼吸障害, 46, 47, 72
　　呼吸数, 45
　　呼吸調節の障害, 70, 71
　　上気道閉塞, 43, 47, 69
　　小児における体系的なアプローチアルゴリズム, 28, 33, 171
　　初期評価, 28, 29, 32, 34, 168, 172
　　　　呼吸障害, 109

索引

　　　　ショック, 139
　　　　ショック, 120, 139, 140
　　　　低酸素症, 67
　　　　肺組織疾患, 47, 70
呼吸努力での胸壁陥没, 46-47
呼吸努力での鼻翼呼吸, 34, 46
呼吸努力における頭部の上下首振り, 47
呼吸パターン, 不規則, 45, 110, 162, 172
　　　　呼吸調節の障害, 70-71
　　　　ショック, 140
コース教材, 5-9
コース修了の要件, 2, 4-5, 9
コースの説明, 2-5
ゴロゴロ音, 50
昏睡, 体温管理, 10, 12
細気管支炎, 47, 48, 50, 69-70, 82, 174
サルブタモール, 82, 84, 85, 88, 174
酸素化, 66-67
　　　　バッグマスク換気, 効果, 98
酸素供給システムにおける鼻カニューレ, 103, 105
酸素投与, 91, 102-105
　　　　科学技術の更新情報, 10
　　　　呼吸障害, 77
　　　　呼吸調節の障害, 85, 86
　　　　ショック, 114, 127, 129
　　　　徐脈, 54
　　　　喘息, 84
　　　　適応, 51, 54, 91, 167
　　　　バッグマスク換気, 54, 93
酸素飽和度, 50-51, 66-67, 167
　　　　呼吸調節の障害, 71
　　　　上気道閉塞, 79
　　　　ショック, 128, 140
　　　　重度の呼吸障害, 72
　　　　喘息, 83, 84
　　　　測定時のパルスオキシメータ,「パルスオキシメータ」を参照
　　　　チアノーゼ, 57
　　　　肺組織疾患, 70
酸素マスク, 104-105
自己心拍再開, 10, 12, 159
死戦期呼吸, 45, 65
　　　　喘ぎ呼吸, 心停止, 152
　　　　反応のない小児, 29, 35, 54, 140
シーソー呼吸, 47
舌, 上気道閉塞, 68
収縮期, 血圧, 58, 166
収縮期血圧
　　　　ショック, 121, 122, 123
　　　　低血圧, 59, 121, 123, 166
　　　　年齢に関連した変化, 58, 59, 123, 166
重病または重傷な小児への体系的アプローチ, 27-30

　　　　アルゴリズム, 28, 33, 171
　　　　初期評価と対応, 31-39, 172
　　　　要約, 172-173
出血, 35, 63, 115
紫斑, 35, 63
循環
　　　　一次評価, 52-60, 63, 162, 169, 172
　　　　　　　　ショック, 116, 117, 120, 140
　　　　　　　　心停止, 153
　　　　灌流不全の徴候, 18, 52, 114, 116, 122, 164, 173
　　　　緊急事態の管理, 125-138
　　　　緊急事態の判定, 141, 164, 173
　　　　呼吸障害, 77
　　　　自己再開, 10, 12, 159
　　　　障害のタイプと重症度, 38, 141, 173
　　　　小児における体系的なアプローチアルゴリズム, 28, 33, 171
　　　　初期評価, 29, 32, 34-35, 38, 161, 168, 172
　　　　　　　　呼吸障害, 77, 109
　　　　　　　　ショック, 139
　　　　ショック, 114, 115, 139, 140, 141
　　　　　　　　血液分布異常性, 116, 117
　　　　　　　　循環血液量減少性, 116
　　　　　　　　心原性, 119, 120
　　　　　　　　代償性, 122
　　　　　　　　閉塞性, 121
　　　　心停止, 153
循環血液量減少性ショック, 38, 115-116, 120
　　　　徴候, 56, 116, 141, 164, 173
　　　　輸液療法, 115, 130, 131, 142, 175
循環, 不良, 徴候, 18, 52, 114, 116, 122, 164, 173
上気道閉塞, 38, 68-69, 78-81
　　　　アナフィラキシー, 69, 80, 118, 174
　　　　異物, 43, 78, 81
　　　　管理, 43, 78-81, 101, 112, 174
　　　　クループ, 49, 69, 78, 79, 174
　　　　呼吸調節の障害, 71
　　　　徴候, 69, 79, 111, 163, 173
　　　　　　　　呼吸数と呼吸努力, 43, 47, 69
　　　　　　　　肺音と気道音, 43, 49, 50, 69
小児救急 評価・認識・病態安定化プロバイダーコース, 1-12
　　　　BLS 習熟度テスト, 1, 2, 176-180
　　　　ケースディスカッション, 3
　　　　　　　　呼吸障害, 109-112
　　　　　　　　ショック, 139-142
小児心停止例に対する BLS アルゴリズム, 157-158, 181-182
　　　　1 人のヘルスケアプロバイダーによる, 14-18, 157, 181
　　　　2 人以上のヘルスケアプロバイダーによる, 22-24, 158, 182
小児における体系的なアプローチアルゴリズム, 27-30, 31-39, 171
小児の体位, 21, 43, 78
　　　　酸素投与, 91

ショック, 127, 129
　　　バッグマスク換気, 94-95
小児評価のトライアングル, 29, 32, 33-35, 161, 168
　　　呼吸障害, 109
　　　ショック, 139
上腕動脈脈拍, 15, 16, 54
初期評価と対応, 29-30, 31-39, 161, 168, 172
　　　呼吸障害, 76-77, 109
　　　小児における体系的なアプローチアルゴリズム, 28, 33, 171
　　　ショック, 139
徐呼吸, 67, 71
ショック, 113-142
　　　アナフィラキシー, 63, 80, 116, 118-119
　　　一次評価, 116, 117, 119-120, 140-141
　　　管理, 125-138
　　　　　器具と手技, 135-138
　　　　　フローチャート, 142, 175
　　　ケースディスカッション, 139-142
　　　血液分布異常性,「血液分布異常性ショック」を参照
　　　血糖値, 128, 131, 132-134, 140
　　　原因, 114, 115
　　　再評価, 120, 129
　　　　　輸液療法, 127, 130, 132
　　　重症度, 113, 121-124, 141, 173
　　　循環血液量減少性,「循環血液量減少性ショック」を参照
　　　初期評価, 139
　　　神経学的評価, 61, 116, 117, 120, 140
　　　心原性, 38, 115, 119-120, 131
　　　診察のための全身観察, 63, 116, 117, 120, 141
　　　心停止への進展, 21, 115, 121, 123-124, 125
　　　　　警告徴候, 123, 126, 153
　　　　　経路, 152
　　　　　転帰, 113, 125, 151
　　　　　予防, 13, 115, 151
　　　早期判定と治療, 113, 118, 121, 126
　　　代償性, 121, 122, 123-124, 126
　　　　　徴候, 122, 141, 164, 173
　　　タイプ, 113, 115-121, 141, 173
　　　徴候, 56, 59, 114, 116, 122, 141, 164, 173
　　　低血圧, 38, 59, 119, 121-124, 126, 127
　　　　　徴候, 122, 123, 141, 164, 173
　　　定義, 114
　　　尿量, 60, 114, 128, 131
　　　　　循環血液量減少性ショック, 115
　　　　　代償性ショック, 122
　　　敗血症性,「敗血症性ショック」を参照
　　　パルスオキシメータ, 51, 107, 128, 140
　　　判定, 113-124, 141, 164, 173
　　　皮膚色の変化, 56, 57, 114, 128, 139, 140
　　　　　代償性ショック, 122
　　　「評価－判定－介入」の手順, 113, 140

　　　閉塞性, 38, 115, 121
　　　脈拍, 55, 114, 123, 126, 128, 140
　　　　　代償性ショック, 122
　　　毛細血管再充満時間, 55, 114, 122, 128, 140
　　　モニタリング, 128-129, 132-133, 135
　　　輸液療法,「輸液療法, ショック」を参照
ショック状態にある小児の再評価, 120, 129
　　　輸液療法, 127, 130, 132
ショック状態の血管確保, 127, 129
ショック適応リズム, 159-160
ショックにおける等張晶質液, 130-131
ショック非適応リズム, 159
徐脈, 50, 53, 54, 162, 172
　　　吸引, 100
　　　呼吸障害, 72
　　　ショック, 123, 140
　　　心停止, 152
　　　頭蓋内圧亢進, 71
　　　低酸素症, 67
シリンジと三方活栓, 輸液療法, 136
腎機能, および尿量,「尿量」を参照
呻吟, 50
神経学的評価, 60-62, 63, 162, 170, 172
　　　ショック, 61, 116, 117, 120, 140
　　　心停止, 153
神経学的評価における神経学的評価, 60-62
神経筋障害, 呼吸調節の障害, 71, 86, 174
心原性ショック, 38, 115, 119-120, 131
人工呼吸, 2-3
　　　異物による気道閉塞, 81
　　　過換気, 11, 155
　　　胸骨圧迫と人工呼吸の比率,「胸骨圧迫と人工呼吸の比率」を参照
　　　呼吸停止, 76
　　　心停止, 21, 76, 154, 155, 156
　　　　　1人の救助者, 14, 19, 157, 181
　　　　　アルゴリズム, 14, 22, 157-158, 181-182
　　　　　複数の救助者, 20, 22, 24, 158, 182
　　　スキルテストチェックリスト, 176-180
　　　反応のない小児, 36
診察のための皮膚の全身観察,「ABCDE評価」の「全身観察」を参照
新生児
　　　血圧, 58, 59, 123, 166
　　　血糖値, 62, 128, 133, 167
　　　心拍数, 53, 165
身体診察
　　　外見の初期評価,「外見, 初期評価」を参照
　　　呼吸, 48-51
　　　全身観察, 62-63, 162, 170, 172
　　　　　ショック, 116, 117, 120, 141

索引

心停止, 153
診断的評価／検査, 37, 64, 173
心タンポナーデ, 121
身長別カラーコード化蘇生テープ, 137
心停止, 151-160
 一次救命処置, 11, 13-24, 151, 153-160
  アルゴリズム, 14, 22, 157-158, 181-182
 一次評価, 153
 加速度的進行過程, 124
 救命の連鎖, 13
 経路, 152
 ケースシミュレーション, 4
 血圧, 12
 小児における体系的なアプローチアルゴリズム, 28, 33, 171
 初期評価と対応, 35-36
 ショック適応リズム, 159
 ショックの進展,「ショック, 心停止への進展」を参照
 ショック非適応リズム, 159
 人工呼吸,「人工呼吸, 心停止」を参照
 心拍数, 53, 54, 67
 体温管理, 10, 12
 チームアプローチ, 143-150
 徴候, 123, 152, 153, 154
 定義, 152
 低酸素性／窒息性, 67, 152, 156
 転帰, 65, 75, 113, 125, 151
 突然, 17, 21, 151, 152, 159
 パルスオキシメータ, 51, 107
 閉塞性ショック, 121
 目撃あり, 17, 156
 目撃なし, 156
 予防, 13, 54, 73, 115, 151
心停止のケースシミュレーション, 4
心電図, 51, 52, 135
心肺蘇生
 AEDの使用, 159
 異物による気道閉塞, 81
 科学技術の更新情報, 10
 胸骨圧迫,「胸骨圧迫」を参照
 習熟度テスト, 2, 176-180
 重要事項, 11
 小児における体系的なアプローチアルゴリズム, 28, 33, 171
 人工呼吸,「人工呼吸」を参照
 心停止, 11, 13-24, 151, 153-160
  アルゴリズム, 14, 22, 157-158, 181-182
 チームメンバーの配置, 144
 手順, 10, 14, 15-18, 22, 23-24
 ハンズオンリー, 156
 反応のない小児, 36
心肺蘇生と救急心血管治療のためのガイドラインアップデート（2015）, 1, 10, 86

心拍数, 52-54, 162, 172「徐脈」,「頻脈」を参照
 呼吸障害, 53, 54, 67, 77
 ショック, 59, 128, 140
 喘息, 83
 低酸素症, 67
 年齢に関連した変化, 52, 53, 165
 パルスオキシメータ, 51, 77, 106
 反応のない小児, 36
心不全, 50, 53
 ショック, 117, 118, 120
  および輸液療法, 127, 128, 130, 132, 136
 肺組織疾患, 70
蕁麻疹, 63, 118, 119
睡眠
 いびき, 49
 呼吸数, 44
 心拍数, 52
頭蓋内圧亢進, 61, 71, 86, 174
青少年
 血圧, 58, 166
 血糖値, 62, 128, 133, 167
 呼吸数, 44, 165
 酸素投与, 105
 心拍数, 53, 54, 165
 尿量, 60, 128
 バッグマスク換気, 94
咳, 犬吠様咳, 49
脊椎損傷, 気道確保, 21, 43, 77, 96
全身観察, ABCDE評価, 62-63, 162, 170, 172
 ショック, 116, 117, 120, 141
 心停止, 153
喘息, 47, 48, 50, 69-70, 83-84, 174
先天性心疾患, 119, 120, 121
喘鳴, 49
蘇生チーム, 4, 143-150
蘇生チームにおける計時／記録, 144, 148
蘇生チームにおける知識共有, 148
蘇生チームの概念, 4, 143-150
蘇生チームのコミュニケーション, 146-150
蘇生チームリーダー, 144-150
蒼白, 18, 34, 56
塞栓症, 肺, 121
体温管理, 10, 12
代償性ショック, 121, 122, 123-124, 126
 徴候, 122, 141, 164, 173
大腿動脈脈拍, 15, 16, 54
脱水, 45, 55, 115
タンポナーデ, 心, 121
チアノーゼ, 18, 34, 50, 51, 56, 57
 呼吸障害, 72
 心原性ショック, 120

索引

窒息性心停止, 152, 156
中毒,「毒物の状態」を参照
聴診器の使用, 34, 48
爪, チアノーゼ, 34, 51, 57
低温環境, 循環徴候, 55, 56
低血圧, 59
 アナフィラキシー, 80, 119
 収縮期血圧, 59, 121, 123, 166
 ショック, 38, 59, 119, 121-124, 126, 127
  徴候, 122, 123, 141, 164, 173
 心停止, 12
 年齢に関連した変化, 59, 123, 166
低血糖, 61, 62
 ショック, 132-134
 年齢に関連した変化, 62, 133, 167
低血糖でのブドウ糖, 134
低酸素血症, 51, 66, 67, 167
 下気道閉塞, 70
 呼吸調節の障害, 71
 パルスオキシメータ, 51, 67, 68, 106, 167
低酸素症, 66, 67, 152
低体温, 45, 55, 107
 療法, 10, 12
低流量酸素投与システム, 103-104
定量噴霧型吸入器, 85, 89-90
点状出血, 35, 63
瞳孔の光反射, 62, 140, 162, 172
洞性頻脈, 53
頭部後屈－あご先挙上法, 19, 20, 21, 43, 77
毒物管理センター, 86
毒物の状態
 一酸化炭素中毒, 51
 呼吸調節の障害, 70, 71, 86, 174
 肺組織疾患, 70
泣いている小児, 初期評価, 32, 33, 34
二次評価, 37, 64, 172
乳児, 13
 AEDの使用, 26
 一次救命処置, 13-24, 154
 異物による気道閉塞, 81
 下気道閉塞, 82
 胸骨圧迫, 17, 18-21, 24, 154, 155, 178-180
 血圧, 58, 59, 123, 166
 血糖値, 62, 128, 132, 133, 167
 呼吸器系緊急事態, 65
 呼吸数, 44, 165
 呼吸努力, 46
 酸素需要量, 66
 酸素投与, 91, 103, 105
 上気道閉塞, 68
 心原性ショック, 120

人工呼吸, 36, 76, 178-180
身長別カラーコード化蘇生テープ, 137
心拍数, 53, 165
尿量, 60, 128
バッグマスク換気, 94
パルスオキシメータ, 106
脈拍のチェック, 15-16, 54
尿量, 60
 ショック, 60, 114, 128, 131
  循環血液量減少性, 115
  代償性, 122
 年齢に関連した変化, 60, 128
年齢に関連した変化
 一次救命処置, 21, 154, 155
 血圧, 57-58, 59, 123, 166
 血糖値, 62, 128, 133, 167
 呼吸数, 44, 165
 心拍数, 52, 53, 165
 尿量, 60, 128
粘膜, 色, 34-35, 55-57
脳
 および意識レベル, 52, 60, 114, 122, 123
 血糖値の影響, 132
 呼吸調節の障害, 71
 質の高いCPRの影響, 11, 21
 神経学的評価, 60-62
肺炎, 50, 70, 85, 97, 174
肺炎での抗生物質, 85, 174
肺音と気道音, 110
 一次評価, 48, 49-50, 162, 172
 呼吸障害, 72
 上気道閉塞, 43, 49, 50, 69
 初期評価, 32, 34
 ショック, 140
 肺組織疾患, 50, 70
敗血症性ショック, 115, 117-118
 低血圧, 59
 皮膚色の変化, 56, 63
 輸液療法, 118, 131, 142, 175
 毛細血管再充満時間, 55, 122
肺組織疾患, 38, 68, 70
 管理, 84-85, 112, 174
 徴候, 47, 50, 70, 111, 163, 173
バイタルサイン, 165-167
バッグマスク換気, 21, 82, 92-99
 徐脈, 54
 ショック, 127
 スキル実習, 2, 3
バッグマスク換気での胃拡張, 82, 98-99
バッグマスク換気におけるECクランプ法, 96
バッグマスク換気におけるスニッフィングポジション, 94

索引

バッグマスク換気用換気バッグ, 93-94
発熱, 10, 12
 呼吸数, 45
 心拍数, 52, 53
 敗血症性ショック, 118
パルスオキシメータ, 50-51, 105-107, 110, 162, 172
 呼吸障害, 77
 上気道閉塞, 79
 ショック, 51, 107, 128, 140
 低酸素血症, 51, 67, 68, 106, 167
ハンズオンリー CPR, 156
反応のある小児
 1 人法の BLS の手順, 15
 2 人法の BLS の手順, 23
 気道確保, 43
 小児における体系的なアプローチアルゴリズム, 28, 33, 171
 初期評価と対応, 30, 35, 37-39, 172
 ショック, 140
 「評価－判定－介入」の手順, 37-39, 140, 161-164
反応のない小児, 161
 AVPU 小児反応スケール, 61
 異物による気道閉塞, 81
 気道確保, 43
 口咽頭エアウェイ, 101
 酸素投与, 91
 小児における体系的なアプローチアルゴリズム, 28, 33, 171
 初期評価と対応, 28, 29, 33, 35-36, 110, 172
 ショック, 140
 心停止, 15, 23, 153, 157, 158
  アルゴリズム, 14, 22, 157-158, 181-182
 脈拍, 36, 54
皮膚色と皮膚温の変化, 18, 51, 52, 162, 172
 一次評価, 55-57
 初期評価, 28, 29, 32, 34-35, 161, 168
  呼吸障害, 109
  ショック, 139
 ショック, 56, 57, 114, 128, 139, 140
  代償性, 122
 身体診察のための全身観察, 63
 低酸素症, 67
皮膚色の変化,「皮膚色と皮膚温の変化」を参照
皮膚温, 55-56
 ショック, 141
皮膚のまだら模様, 18, 34, 56
「評価－判定－介入」の手順, 37-39, 161-164, 172-173
 呼吸障害, 76, 77, 110-112
 小児における体系的なアプローチアルゴリズム, 28, 33, 171
 ショック, 113, 140
貧血, 51, 53, 56
頻呼吸, 45, 67, 71
頻拍, 53, 162, 172

ショック, 59, 114, 122, 126, 140
 アナフィラキシー, 119
 心原性, 120
 頭蓋内圧亢進, 71
 低酸素症, 67
 洞性, 53
フェイスマスク
 酸素供給システム, 104-105
 定量噴霧型吸入器, 89, 90
 バッグマスク換気, 92
 噴霧療法, 87, 89
腹式呼吸, 47
副腎皮質ステロイド薬療法, 79, 84, 174
浮腫, 肺水腫, 97, 118
不整脈, 53, 107, 119, 152
噴霧器療法, 38, 78, 81, 87-89
 アナフィラキシー, 80, 174
 クループ, 79, 174
 細気管支炎, 82, 174
 喘息, 84, 174
 肺炎, 85
平均動脈血圧, 58, 166
閉塞性ショック, 38, 115, 121
ヘモグロビン, 酸素飽和度,「酸素飽和度」を参照
ポケットリファレンスカード, 4, 6
未就学児
 血圧, 58, 166
 呼吸数, 44, 165
 心拍数, 53, 165
脈拍, 18, 54-55, 162, 172
 小児における体系的なアプローチアルゴリズム, 28, 33, 171
 ショック, 55, 114, 123, 126, 128, 140
  代償性, 122
 心停止, 15-16, 23, 153, 154
  アルゴリズム, 14, 22, 157-158, 181-182
 パルスオキシメータ, 51
 反応のない小児, 36, 54
無呼吸, 46, 47, 71, 76
毛細血管再充満時間, 55, 162, 172
 ショック, 55, 114, 116, 122, 128, 140
目標体温管理, 12
モニタリング
 ショック, 128-129, 132-133, 135
 チームダイナミクス, 144, 148
薬物の過量投与
 呼吸調節の障害, 70, 71, 86, 174
 徐脈, 54
 神経学的評価, 61
輸液療法
 アナフィラキシー, 80
 ショック, 12, 127-132, 136, 142

血液分布異常性, 130, 131, 142, 175
　　　循環血液量減少性, 115, 130, 131, 142, 175
　　　心原性, 120, 131
　　　敗血症性, 118, 131, 142, 175
　シリンジおよび三方活栓の使用, 136
幼児
　血圧, 166
　呼吸数, 44, 165
　身長別カラーコード化蘇生テープ, 137
　心拍数, 53, 165
ラ音, 50

索引